JN313258

# 頚椎診療のてびき

編著
遠藤健司／三原久範

丸善出版

# 序　文

　医療の進歩，なかでも3大成人病に対する治療法の進歩が平均寿命を延ばしている大きな要因であることは，疑う余地がありません．その結果が現在の高齢化社会を招いたと言えますが，並行して進行しているはずの脊椎の高齢化への対策はそれに追いついているでしょうか？　脊椎内視鏡手術や椎体形成術などの外科的治療については様々な手術術式や生体材料の開発が進んでいますが，これらは専門病院に限られた進歩であり，一般病院や医院では10年以上前の知識と治療法があいも変わらず繰り返されているように思えます．その根本的な原因は，脊椎疾患に関する新しい研究成果や治療法などの情報の発信がきわめて少なく，人々の興味を引く有益な情報が医療の最前線に届いていないためではないでしょうか．書店に行って患者向けあるいは医療者向けの解説書を探してみますと，腰椎疾患に関してはよく見かけるようになりましたが，頚椎疾患の解説書となるとなかなか探し出すのが大変です．

　そんなさなか，日本脊椎脊髄病学会のアジアトラベリングフェローとしての縁で，私達が知り合うことになったのです．医師としての土壌がまったく異なる2人の脊椎外科医でしたが，出会ってすぐに意気投合しました．2人の最大の共通点は，とにかく1日中脊椎の病気や治療法のことを考えていて，自分たちが患者さんのために何ができるかを捜し求めている点であるように思います．2人とも脊椎のauthorityなどと呼ばれるには遠く及ばない存在ですが，これまで定説とされてきた事柄に絶えず疑問を投げかけ，そこから新たな知見を得ようともがいている脊椎臨床医です．私たちは，奥の深い頚椎・頚髄疾患の領域に足を踏み入れたばかりの若輩であり，決して高い位置から物申す立場にはありません．本書の執筆にあたり，これまでの専門書のごとく文語調で記載するのを控えたのは，過去の知識の押し付けではなく読者の皆さんと同レベルの視点で情報を共有し，そこを出発点として今後の展望を一緒に切り開いていきたいと考えているからです．内容的にも当たり障りのない事実の列挙に終始するのではなく，新しい視点から見た臨床経験や独善的な理論の展開を試みている箇所も少なくありません．それゆえに，必ずしもevidence based medicine（EBM）に則らず，著者のimpressionに傾倒した内容も含まれて

いることをご容赦ください．

　本書に触れることで，1人でも多くの読者に頚椎疾患の研究や治療の奥深さに興味を持っていただき，この分野により深く足を踏み入れてもらえればこの上ない喜びと存じます．どうか，一緒になって頚椎疾患に挑みましょう．1人でも多くの患者さんの幸せのために….

2011年12月吉日<br>
三原久範, 遠藤健司

# 目 次

序　文 ..................................................................................................... iii
執筆者一覧 ............................................................................................. ix

## 1. 頸椎基本構成要素とバイオメカニクス ───────── 1

1.1 静的要素 ..................................................................................... 1
　　1.1.1 椎　体 ............................................................................... 1
　　1.1.2 椎間板 ............................................................................... 2
　　1.1.3 鉤椎関節 ........................................................................... 3
　　1.1.4 椎間関節 ........................................................................... 4
　　1.1.5 前・後縦靱帯 ................................................................... 5
　　1.1.6 棘上・棘間靱帯 ............................................................... 5
　　1.1.7 棘突起 ............................................................................... 6
　　1.1.8 上位頸椎の支持機構 ....................................................... 7
1.2 動的要素 ..................................................................................... 8
　　1.2.1 筋　肉 ............................................................................... 8
　　1.2.2 神経系 ............................................................................... 8
1.3 頸椎の運動学と生体力学試験 ................................................. 9
1.4 その他のバイオメカニクス ..................................................... 10
1.5 頸椎アライメントの変化 ......................................................... 10
　　1.5.1 頸椎における椎間板変性がもたらす諸変化 ............... 10
　　1.5.2 加齢による頸椎アライメントの推移 ........................... 11
　　1.5.3 頸椎X線像でとらえられる姿勢の変化 ....................... 13
　　1.5.4 頸椎と全脊椎のアライメントの関わり合い ............... 16
1.6 脊髄のアライメントと動き ..................................................... 17
　　1.6.1 頸椎前後屈での脊髄の伸張 ........................................... 17

1.6.2 脊髄の頭尾方向の拍動 ................................................. 17

## 2. 脊髄の神経生理 — 19

2.1 脊髄の基本構造 ................................................. 19
2.2 錐体路と錐体外路 ................................................. 21
2.3 痛覚・温度覚の伝導路 ................................................. 22
2.4 深部知覚の伝導路 ................................................. 23
2.5 脊髄固有ニューロン ................................................. 23
2.6 $C_{3/4}$ 脊髄固有ニューロン ................................................. 24
2.7 脊髄膜 ................................................. 25
2.8 脊柱・脊髄の血管支配 ................................................. 25
    2.8.1 動　脈 ................................................. 26
    2.8.2 静　脈 ................................................. 27

## 3. 頚椎疾患の診断法 ―要点とコツ― — 31

3.1 診断概念 ................................................. 31
3.2 基本的診察手技 ................................................. 31
3.3 問　診 ................................................. 32
3.4 視　診 ................................................. 33
    3.4.1 歩　行 ................................................. 33
    3.4.2 姿勢・外観 ................................................. 35
3.5 触診・運動診 ................................................. 35
    3.5.1 頚椎可動域 ................................................. 36
    3.5.2 誘発テスト ................................................. 36
    3.5.3 手指巧緻性の評価 ................................................. 36
3.6 神経学的診察 ................................................. 38
    3.6.1 筋　力 ................................................. 39
    3.6.2 反　射 ................................................. 40
    3.6.3 知　覚 ................................................. 42
3.7 神経学的高位診断 ................................................. 44
3.8 重症度の評価 ................................................. 47
    3.8.1 パフォーマンス・テスト ................................................. 48
3.9 画像診断 ................................................. 49
    3.9.1 X　線 ................................................. 49

3.9.2　CT ……………………………………………………………… 51
　　　3.9.3　MRI ……………………………………………………………… 51
　　　3.9.4　脊髄造影 ………………………………………………………… 52
　　　3.9.5　神経根造影 ……………………………………………………… 53
　　　3.9.6　骨シンチグラム ………………………………………………… 53
　　　3.9.7　筋電図，体性感覚誘発電位（SEP），運動誘発電位（MEP） …… 54
　　　3.9.8　重心動揺計 ……………………………………………………… 58

# 4. 頚椎疾患各論　　　　　　　　　　　　　　　　　　　　　　　61

　4.1　症候別診断 ……………………………………………………………… 61
　　　4.1.1　神経根症（radiculopathy） …………………………………… 61
　　　4.1.2　脊髄症（myelopathy） ………………………………………… 62
　　　4.1.3　その他の症候 …………………………………………………… 63
　4.2　病態別診断 ……………………………………………………………… 63
　　　4.2.1　椎間板ヘルニア（cervical disc herniation: CDH） ………… 63
　　　4.2.2　頚椎症性神経根症（cervical spondylotic radiculopathy: CSR） … 64
　　　4.2.3　頚椎症性脊髄症（cervical spondylotic myelopathy: CSM） … 66
　　　4.2.4　頚椎後縦靱帯骨化症（OPLL） ………………………………… 68
　　　4.2.5　関節リウマチ（RA） …………………………………………… 73
　　　4.2.6　化膿性脊椎炎（pyogenic spondylitis） ……………………… 73
　　　4.2.7　頚椎後弯症（cervical kyphosis） ……………………………… 74
　　　4.2.8　斜　頚（torticollis） …………………………………………… 76
　　　4.2.9　外傷性頚部症候群 ……………………………………………… 78
　　　4.2.10　頚髄腫瘍（神経鞘腫） ………………………………………… 79
　　　4.2.11　脊髄損傷 ……………………………………………………… 81

# 5. 治　療　　　　　　　　　　　　　　　　　　　　　　　　　　83

　5.1　保存療法 ………………………………………………………………… 83
　　　5.1.1　カラー療法 ……………………………………………………… 83
　　　5.1.2　ブロック ………………………………………………………… 83
　　　5.1.3　理学療法 ………………………………………………………… 84
　5.2　代替治療 ………………………………………………………………… 85
　　　5.2.1　補完・代替医療 ………………………………………………… 85
　5.3　薬物療法 ………………………………………………………………… 85
　　　5.3.1　NSAIDs ………………………………………………………… 86
　　　5.3.2　副腎皮質ホルモン製剤 ………………………………………… 88

  5.3.3 筋弛緩薬 ……………………………………………………………… 89
  5.3.4 抗うつ薬 ……………………………………………………………… 90
  5.3.5 抗不安薬 ……………………………………………………………… 91
  5.3.6 抗痙攣薬 ……………………………………………………………… 92
  5.3.7 プロスタグランジン製剤 ………………………………………… 93
  5.3.8 ノイロトロピン …………………………………………………… 93
  5.3.9 オピオイド製剤 …………………………………………………… 93
 5.4 手術療法 …………………………………………………………………… 95
  5.4.1 前方除圧固定術 …………………………………………………… 96
  5.4.2 椎弓形成術 ………………………………………………………… 101

# 6. 未来の治療展望 ———————————————————— 105

 6.1 近未来の診断ツール …………………………………………………… 105
  6.1.1 fMRI ………………………………………………………………… 105
  6.1.2 FDG-PET …………………………………………………………… 105
  6.1.3 超音波画像 ………………………………………………………… 105
  6.1.4 電気生理学的診断の将来展望 …………………………………… 106
 6.2 未来の治療法 …………………………………………………………… 106
 6.3 倫理的問題 ……………………………………………………………… 107


索　引 …………………………………………………………………………… 109

# 執筆者一覧

遠藤 健司　　東京医科大学整形外科
三原 久範　　横浜南共済病院整形外科　脊椎脊髄外科　　　　（1〜6章）

（分担執筆）
田中 英俊　　東京医科大学整形外科　　　　　　　　　（3章 3.1〜3.7）
高橋 晶子　　東京医科大学薬剤部　　　　　　　　　　（5章 5.3）

# 1. 頸椎基本構成要素とバイオメカニクス

　脊椎に関わるテキストのほとんどで，冒頭に論述されるのが解剖とバイオメカニクスでしょう．これは，脊椎各部位の解剖学的特徴と生体力学的機能について認識することが，脊椎の様々な病気や外傷を理解するうえできわめて重要であるからです．個々の患者の病態は決して画一的ではありませんが，脊椎の解剖と機能をよく把握していれば臨機応変に対応できるはずです．特に，外傷患者の初期治療や緊急手術の際には教科書を読み直している時間などありません．誰にも相談できずパニックに陥りそうになったら，ふっと深呼吸して解剖とバイオメカニクスの知識を思い起こしてみてください．脊椎の原点に立ち戻ることで，きっと窮地を脱することが可能になるでしょう．

　頸椎に限らず脊椎のバイオメカニクスを考える際，力学的特性に関与する構成要素を静的要素（static stabilizer）と動的要素（dynamic stabilizer）の2つに分けると理解しやすくなります．静的要素を担う主な構成体には椎体・椎間板・椎間関節・前／後縦靱帯・棘突起・棘間／棘上靱帯などがあり，動的要素としては筋群・反射弓を含めた神経系統・血管やリンパ管などの脈管系が挙げられます．静的要素の特性を明らかにするための研究は数多く，最近の3D CTを用いた解析や，そこに動きの評価を加えた4次元的解析，あるいは有限要素法を用いた研究は，この領域の知見を飛躍的に進歩させてきました[1-4]．一方で，動的要素の担う役割はかなり大きいことは感覚的に理解されているものの，これを科学的に分析できる実験系の確立は難しく，現時点で有益な知見に乏しいと言わざるを得ません[5]．したがって，この章では静的要素のバイオメカニクスを中心に，これまでの研究成果から臨床に有用と思われる知見について記載することとします．

## 1.1 静的要素

### 1.1.1 椎　体

　脊椎は身体の中心にあってその重量を支えるという大切な役割を担っており，そ

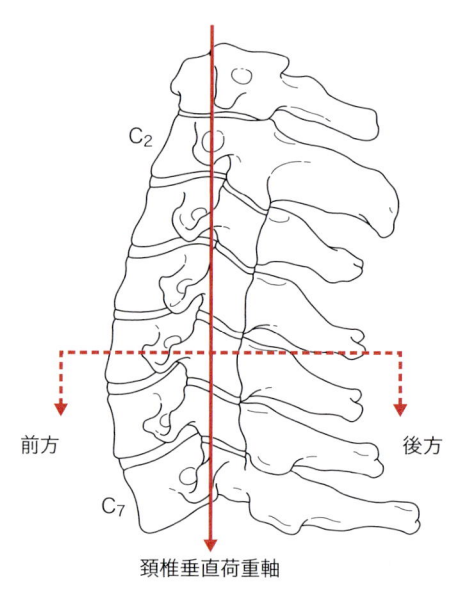

図 1.1　頚椎の荷重分担[6].

の中心となるのが椎体です．後方の椎間関節でも荷重を受けますが，軸荷重に対する前方の荷重分担率は腰椎では80％に達します．しかし，頚椎は頭部の重量のみを支えるので，胸椎や腰椎に比して椎体の大きさは小さく，荷重分担率は50〜60％と言われています（図1.1）[6]．高齢者の胸椎や腰椎によく見られる圧迫骨折は頚椎にはきわめて稀であり，頚椎椎体への軸加重が小さいことを裏付けています．それでも下位椎ほど椎体の横径が広がって加重面積が増加しており，椎体に加わる応力を分散させていますが，それに応じて側屈や回旋可動域が減少します[7]．

### 1.1.2　椎間板（図1.2）

椎間板は髄核と線維輪から成り，髄核は圧力下に変形してすべての方向に応力を分散し，線維輪は層状構造を成して高い張力に抗しています．椎間板は椎体から伝わる応力を支えると同時に，衝撃力を吸収するクッションとしての役割を担っています．また，頚椎は全脊椎のなかで最も大きな可動性を有していますが，椎間板がその運動単位（motion unit）の中心として機能しています．椎間板は血行に乏しいため再生能力が低く，加齢によりその特性は変化（変性）します．この椎間板の変性は，髄核内のプロテオグリカン産生減少に伴う水分含有量の低下に端を発すると言われています[8]．引き続いて髄核の周囲を取り巻く線維輪に亀裂を生じ，その損傷部位に小血管と神経が進入すると，椎間板内圧の変動により痛みを感じるようになります（椎間板性疼痛）．椎間板の含水能の低下や線維輪のびまん性膨隆により椎間板高が減少すると，靱帯群の張力低下も影響して椎間不安定性をもたらしま

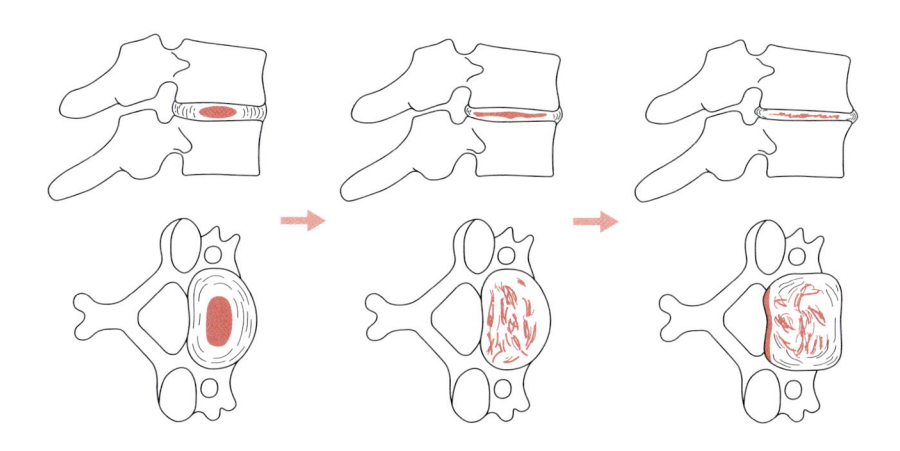

図 1.2　頚椎椎間板の変性過程.

す（不安定期）．さらに椎間板の変性が進むと，椎間関節や椎体への応力が変化し，骨棘形成や靱帯の肥厚などが生じてきます．これらは，脊椎の再安定化をもたらす意味では目的にかなった生体反応と言えますが，過剰な反応は脊柱管狭窄や椎間孔狭窄を生じて神経症状を引き起こす可能性があります．

　この不安定期から再安定期への移行期に多くの疾患が生じてくるため，不安定性の定量的あるいは定性的な評価が重要となってきます．頚椎の不安定性の指標について様々な基準が報告されていますが，古くから White による基準が用いられてきました（表1.1）[9]．これは X 線所見を軸に作成されており，いささか時代遅れの感があります．今後は MRI や PET などの新しい画像技術を取り入れた評価基準の登場が待たれます．

### 1.1.3　鉤椎関節

　椎体の上面は両端が隆起しており，上位椎の下面にはまり込む構造を持ち，あた

表 1.1　下部頚椎不安定性判定基準 [9]

| 要素 | 点数 |
| --- | --- |
| 前方要素の破綻あるいは機能不全 | 2 |
| 後方要素の破綻あるいは機能不全 | 2 |
| 矢状面での相対的すべり（隣接椎間との比較）> 3.5 mm | 2 |
| 矢状面での相対的回旋（隣接椎間との比較）> 11 度 | 2 |
| 伸展テスト陽性 | 2 |

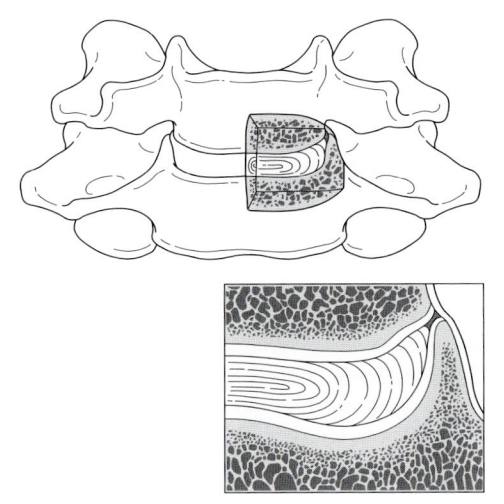

図 1.3　鉤椎関節の構造.

かもお椀を重ねたような形態をしています．真の関節の構造は呈していないものの可動性を制御するうえで重要な役割を担っており，鉤椎関節（ルシュカ関節）と言われています（図 1.3）．Clausen らの研究では，鉤椎関節は main motion に伴う coupled motion を制御することを示しています[10]．また鐙らは，鉤椎関節の後方ほど安定性への寄与が大きく，特に上位椎間では回旋安定性への貢献が大きいと報告しています[11]．

### 1.1.4　椎間関節

椎間関節は頚椎の middle column を形成し，その断面積は胸椎や腰椎に比して大きく，力学的に重要な役割を担っています（図 1.4）．Nowinski らによれば，片

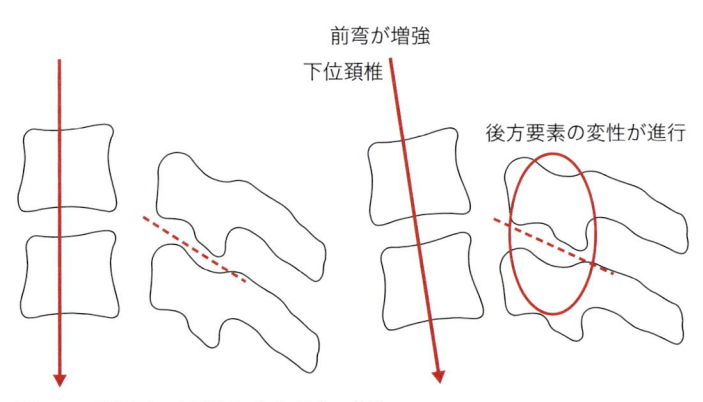

図 1.4　関節面の水平化による応力の増加.

側全椎間関節切除，椎弓切除＋50％以上の片側椎間関節切除，あるいは椎弓切除＋両側25％以上の椎間関節切除は，不安定性をもたらすとされています[12]．また，椎間関節を取り囲む関節包の50％以上の切除で不安定性をもたらすとする，Zdeblickら[13]の実験報告もあります．椎間関節の関節面は水平面に対し約45度傾いており，各方向への可動性を許容していますが，姿勢による変化を受け易いとも言えます．たとえば，胸椎の後弯化などにより下位頸椎が前傾すると，椎間関節は水平化して重力方向により大きな応力を受けることになります[14]．

### 1.1.5　前・後縦靱帯(図1.5)

　前・後縦靱帯は椎体の前後を縦方向に走行する強靱な靱帯で，弾性率では前縦靱帯，後縦靱帯ともほぼ等しいものの，破断荷重は後縦靱帯のほうが高いとする実験結果があります[15]．すなわち，動的歪み率は前縦靱帯において大きく，動的剛性は後縦靱帯において高いと言えます．後縦靱帯の骨化は難病（特定疾患）に指定され，これまでに様々な研究が行われてきました．その成因に遺伝的素因が関与していることはほぼ確実と思われますが，椎間板の膨隆や椎間不安定性による機械的刺激がトリガーとなって，靱帯の肥厚や骨化が生じるとする説があります[16]．

### 1.1.6　棘上・棘間靱帯

　頸椎の瞬間回転中心（instantial axis of rotation: IAR）は椎体内後方に位置しており，棘上・棘間靱帯は static stabilizer のなかで IAR から最も遠い位置にあるため，前屈や回旋に抗する支持機構として最も有利に機能すると考えられています．頸椎

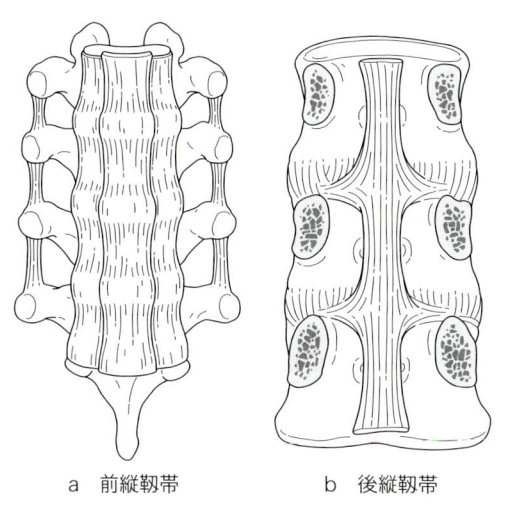

　　　a　前縦靱帯　　　b　後縦靱帯
図1.5　a：前縦靱帯，b：後縦靱帯．

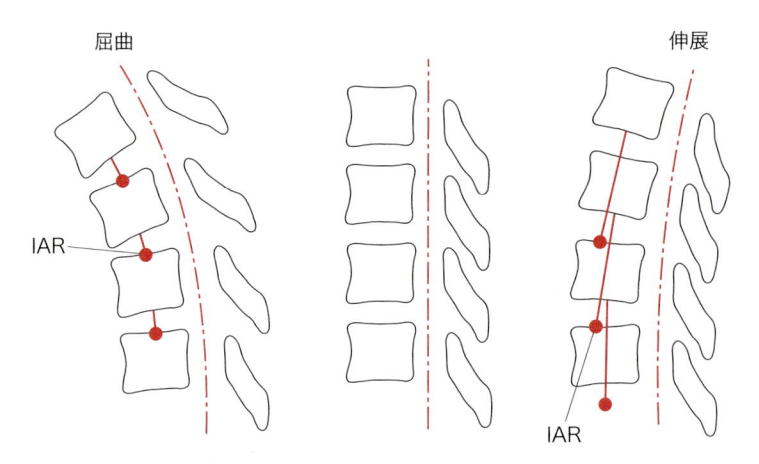

図 1.6　屈曲および伸展時の IAR.

　過屈曲損傷ではこの靱帯が損傷することが多く，棘突起に骨折がない場合には棘突起間ワイヤリングで整復と保持が可能になるケースも少なくありません．しかし，私たちの行った生体力学試験では，このワイヤリングは頚椎屈曲方向（棘突起間開大方向）の力に対しては安定性をもたらしますが，伸展方向（棘突起間短縮方向）の力にはきわめて弱いことが確認されています（図 1.6）．したがって，頚椎前方の支持性が損なわれた損傷型には棘突起間ワイヤリングのみで十分な安定性を得ることは難しく，波型鋼線法や Bohlman triple wiring 法などの，伸展方向にも制動効果のある固定法が有効と考えられます（図 1.7）[17]．

### 1.1.7　棘突起

　頚椎の棘突起は胸椎や腰椎に比べて短く，特に伸展可動性を妨げない構造となっています．しかし，第 2 頚椎棘突起は頭部と胸椎をつなぐ各種筋群のアンカーとなっており，筋や靱帯の中継点となってバイオメカニカルにきわめて重要な役割を担っ

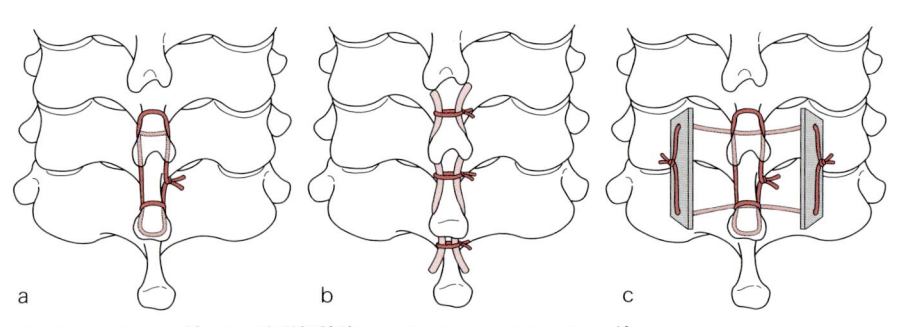

図 1.7　a：Rogers 法，b：波型鋼線法，c：Bohlman triple wiring 法．

ています.また,第7頸椎は隆椎とも呼ばれ,頸椎のなかで最も長い棘突起を有しています.この棘突起には僧帽筋や頭板状筋などの頸椎伸展筋群や項靱帯が付着しており,やはり頸椎を支持するうえで重要なアンカーとなっています.第2頸椎から第5頸椎(および第6頸椎の一部)の棘突起先端は二股に分かれており,棘間筋や頸半棘筋などが左右それぞれの側に付着して側屈や回旋といった左右非対称の動きが可能な構造となっています.

近年,これらの深層伸筋を温存する手術術式が登場し,頸椎椎弓形成術後の頸部痛軽減に有効とする報告が相次いでおり注目されていますが[18],これら dynamic stabilizer のバイオメカニカルな意義を定量的に証明することは難しく,今後の研究が待たれます.

### 1.1.8 上位頸椎の支持機構

後頭〜環椎($O\text{-}C_1$)間は強固な靱帯で連結されており,安定性は高いと考えられています(図1.8).この関節の最大の動きは前後屈で,これを制御する最大の因子は環椎後頭関節の関節包と言われています[19].しかし,外傷などによりこの靱帯

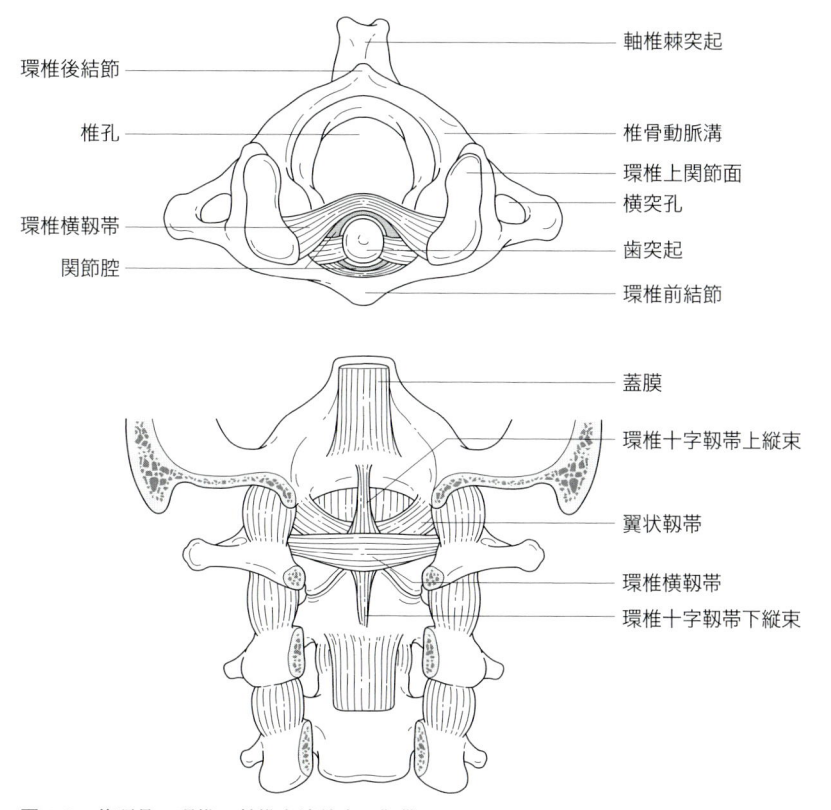

図1.8 後頭骨,環椎,軸椎を連結する靱帯.

性関節包が損傷を受けると後頭-環椎間不安定症を生じ，重篤な神経障害を生じる危険があります．環軸関節は回旋運動の範囲が全脊柱のなかで最大であり，特徴的な構造を持っています．環軸椎運動の1次制動には横靱帯，2次制動には翼状靱帯，歯尖靱帯などが関与しており，特に横靱帯の損傷は環軸関節前方不安定症を生じ，atlanto-dental interval（ADI）が増大します[20]．成人で3 mm，小児では4 mmを超えると不安定性ありと診断されますが，脊髄症を生じる可能性を検討する際には残余脊髄前後径（space available for the cord: SAC）の値が重要とされています．環軸関節の回旋不安定性は，歯突起骨折と外側環軸関節包損傷の複合損傷で生じるとされていますが，靱帯の伸張性が大きい小児においては歯突起骨折を伴わなくとも外側環軸関節の亜脱臼を生じ，環軸椎回旋性変位・固定に移行する危険があります[21]．

## 1.2 動的要素

### 1.2.1 筋肉

頚部周囲筋群は同時収縮することで頚椎柱を短縮させる軸圧として働き，頚椎列を安定化させます．屈筋群としては胸鎖乳突筋，斜角筋群などが挙げられます．胸鎖乳突筋は強い収縮力を有していますが，筋の作用ベクトルを考えると頚椎伸展位では屈筋として働かないことに注意が必要です．頭頚部の伸筋群には頭板状筋，頭・頚最長筋など様々な筋が協同で作用していますが，いずれも多関節筋であり，個々のmotion unitの動きをコントロールすることは不可能と考えられます．外傷予防のために頚部筋力強化が重要とするテキストが多いものの，頚部筋力と頚椎捻挫発生率の間に相関を見出せなかったとする報告もあり[4]，頚部の筋群がどれだけ頚椎のstabilizerとして貢献しているのかは不明です．急な外力が加わる際の頚部周囲筋の発揮様式は受動的なパターンが多く，等尺性あるいは等張性トレーニングだけでは不十分であり，神経-筋unitの一連の反応を強化する必要があると言われています[4]．また，頭頚部の動きには様々な筋が関与しており，たとえば咬合力，咀嚼力の喪失によって頭部は前傾したり，左右の咬合力の不均衡は頚部の側屈を生じるとされています[22]．

### 1.2.2 神経系

脊椎の神経系，筋力系との協同運動については限定的な研究しかないため，不明な点が多いのが実状です．しかし，コンタクトスポーツで特定の選手が頚椎に怪我を繰り返すことや，慢性的に頚部周囲筋が緊張している選手は頚椎のトラブルが多い事実は，この神経-筋unitの協同運動が頚椎の安定化に重要であることを物語っ

ています．急な衝撃の際には頚部のみならず全身の筋肉が収縮しますが，それには視覚，聴覚などの脳を経由した情報の他，筋の伸張反射など脊髄レベルでの反射が関与しています．これらの有効な活用については現在も様々な研究が行われており，スポーツでの競技力向上や怪我の予防あるいは高齢者の転倒予防など，様々な分野で有用な知見が得られると期待されます．

## 1.3　頚椎の運動学(kinematics)と生体力学試験(biomechanical study)

頚椎の可動性は，伸張−圧迫，左右回旋，前後すべり，左右側屈，左右すべり，屈曲−伸展の6通りに分けることができます．Whiteらはこれらの3次元的な動きを，X軸，Y軸，Z軸の3方向の軸におけるtranslationとrotationという6種類のベクトルに分けて数学的に解析しました（図1.9）[23]．

以来，バイオメカニカルな実験系では，各ベクトル方向の負荷と移動量の関係をload-displacement curveとしてグラフ化する方法が広く用いられています．破壊試験では，標本の復元限界を超えて機能が破綻するまでの負荷の大きさを調べますが，実験条件をいろいろと変える場合には膨大な標本数が必要になります．一方，

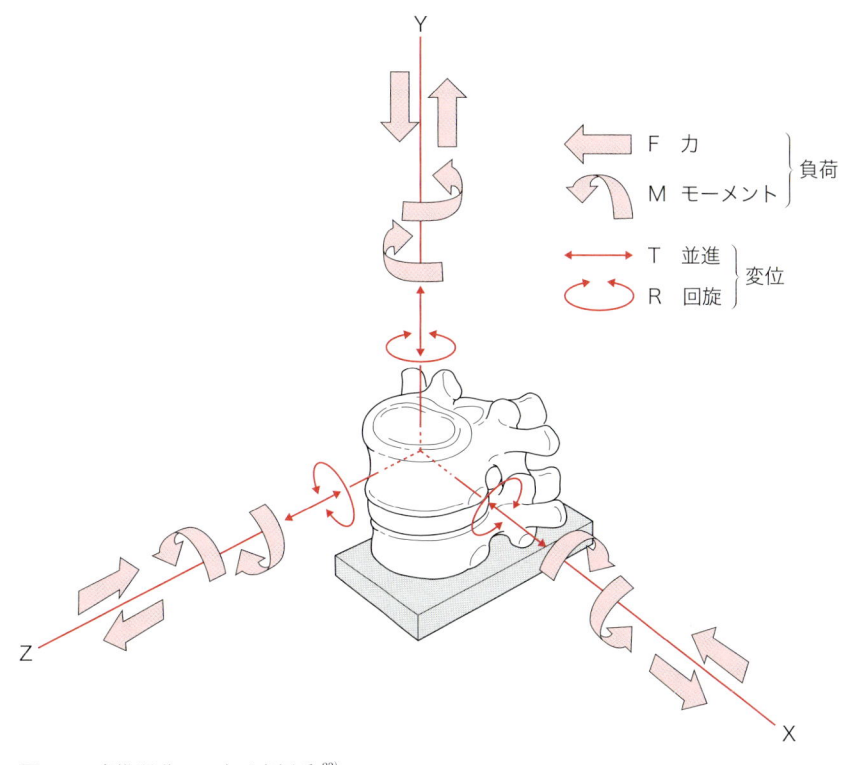

図1.9　脊椎運動の3次元座標系[23]．

非破壊試験では1つの標本を用いて数種類の条件下で力学的特性を比較します．一般的には，一定の負荷を与えた場合の変移量（ROM）を比較しますが，与えられた負荷が臨床的に妥当な大きさかどうかが問題になります．すなわち，臨床的に問題にならない程度の小さな負荷を与えて，どれだけ動いたかを比較しても大した意味は見出せないでしょう．それに対し load-displacement curve を用いて，neutral zone と elastic zone を解析する方法があります．neutral zone とは，ほとんど抵抗なく動く範囲で，elastic zone とは抵抗を受けながら動く範囲を示します．たとえば，弱いバネを使ったバネ秤の neutral zone は大きくなり，「ブラブラ」あるいは「グラグラ」といった状態を反映します．加齢や外傷の繰り返しで椎間板や椎間関節などの静的要素（static stabilizer）が機能低下状態にあると，この motion unit の neutral zone が大きくなります．その際には，動的要素（dynamic stabilizer）の働きに期待するしかないことになります．

## 1.4 その他のバイオメカニクス

これまでは，骨や関節，靱帯，筋肉などの脊柱とそれを取り巻く組織について記述しましたが，もう1つ重要なのが脊髄そのもののバイオメカニクスです．脊髄は脊柱の動きに伴い，長軸方向の長さや横断面積を変化させます．頚椎の運動に伴う脊髄内部の動態を解析し，特に灰白質の構造的変化を調べた研究によると，伸展位では軸索が波状走行となって灰白質のネットワークは不規則な配列となり，屈曲位では逆に規則的な構造になるとされています[24]．3次元有限要素法を用いた実験では，頚椎の屈曲運動により脊髄の灰白質が最初に障害されるという結果が報告されています[25]．その他，頚椎の動きに伴う神経根への牽引力の変化についての研究もあります．これら脊髄や神経根など神経組織そのもののバイオメカニクスは，臨床症状に直結する情報を提供できる点で大変重要です．各種病態の解明の他，神経損傷の予防や損傷後の至適回復条件などに有益な知見を与える分野として注目されています．

## 1.5 頚椎アライメントの変化

### 1.5.1 頚椎における椎間板変性がもたらす諸変化

ヒトは視覚や聴覚などの重要な感覚器を頚部より上方に備えており，生きるために必要な様々な情報を得るために頚椎は多様で広い可動性を有しています．また，咀嚼，嚥下などの摂食あるいは会話や意思表示に際しても，頚椎はきわめて頻繁に動いています．長年にわたる頚椎の多大な運動は，椎間板や椎間関節あるいは靱帯

組織に加齢性変化（変性）をもたらします．脊椎全般について言えることですが，加齢の影響が最初に現れるのは椎間板でしょう．

椎間板は血流に乏しい組織であるため，自己修復能がきわめて低く，一度受けたダメージは蓄積されると考えるべきです．したがって，加齢のためというより，大きな外力に曝露された機会が積み重なることによって，椎間板の形態や性質に変化を生じます．具体的には，椎間板の髄核や線維輪のびまん性膨隆により椎間板高が次第に減少します．元々は前方がやや高い楔状型を呈していた椎間板が平坦になると，頸椎全体の前弯角が減少していきます．このような形態的変化は頸椎のすべての椎間板で一様に進行するのではなく，応力分布の大きな $C_5$-$C_6$，$C_6$-$C_7$ といった下位頸椎で先行します．椎間板腔の狭小化と並行して，骨棘形成や靱帯の肥厚などの一連の頸椎症性変化が生じてきますが，これらの病変は脊柱管を次第に狭小化させます．先天的に脊柱管狭窄を伴う例では，この時点で脊髄症を発症する可能性が大きくなります．したがって，若年発症の頸椎症性脊髄症（頸髄症）は下位椎間を責任高位とする例が大半を占めています．しかし，同等の頸椎症性変化を生じても，先天的に脊柱管が広い例では脊髄が強く圧迫されることがなく，ほとんど神経症状を生じることなく経緯すると考えられます．むしろ，加齢による一連の頸椎症性変化は motion unit の可動性を減少させ（再安定期），神経組織へダメージが及ぶのを防いでいる意味で，合目的的な生体反応と言えます．

### 1.5.2　加齢による頸椎アライメントの推移

一方，椎間板変性に伴う諸変化は頸椎のみならず胸椎や腰椎の様々な部位でも並行して進行しており，全脊柱や全身の姿勢の変化も頸椎に少なからず影響を与えると考えられます．すなわち，骨盤の前傾化や胸椎の後弯化によって下位頸椎の椎体は前方傾斜が強くなってきます．しかし，ヒトは視覚に頼って生活しているため，前方注視を諦めるわけにはいきません．その結果，可動性の残っている上位椎間で前弯が増強し，椎間板の膨隆や黄色靱帯の肥厚が進行します（図1.10）．さらに，加齢によって頭部重量を支え続けている頸椎への負荷は蓄積されますが，先に述べたように下位椎間がすでに再安定期に入っていると上位椎間への負担が次第に増大すると考えられます．そのため，高齢発症の頸髄症は $C_3$-$C_4$ や $C_4$-$C_5$ 椎間を責任高位とする例が多く，脊髄圧迫因子は静的要素に加えて動的要素の影響も大きいと考えられます（図1.11）．

高齢者では，転倒などを契機に四肢の機能障害が比較的急速に進行する場合が多く，動的要素の関与が大きいことを裏付ける事実と思われます．したがって，高齢者における脊髄症の責任高位を判定する際，MRIなどの静止画像のみを用いると，多椎間における脊柱管狭窄所見が目立ってしまうことに注意する必要があります．私たちは，動的要素を評価できる画像診断（動態撮影，ミエログラフィー，あ

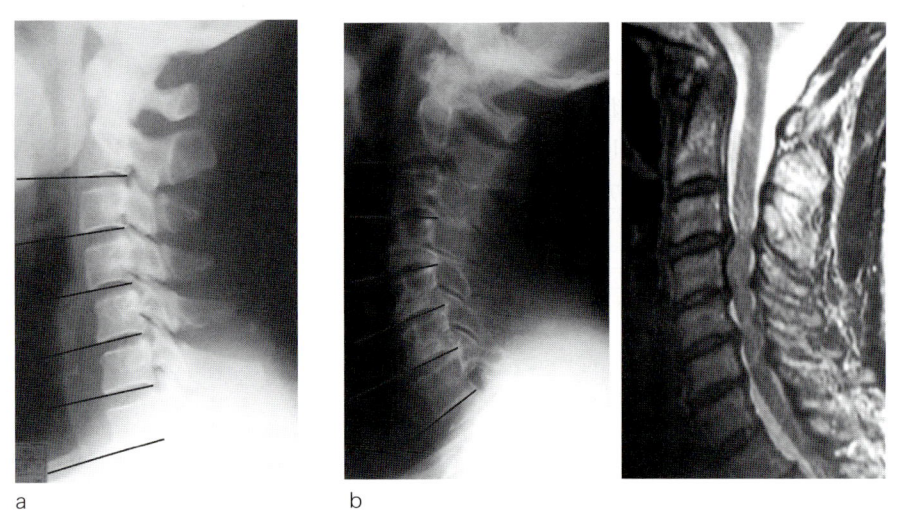

図1.10 加齢による頚椎アライメントの変化. a:49歳, 男性. b:78歳, 女性.

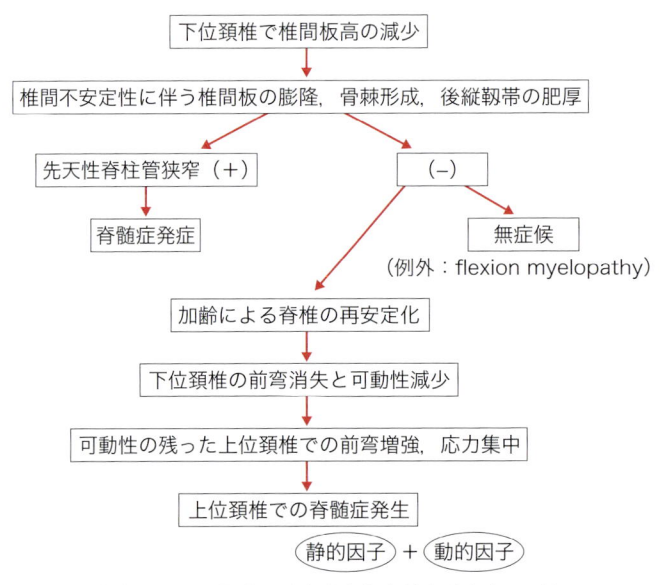

図1.11 加齢による頚椎症の発生過程と脊髄症発生までの流れ.

るいは動態MRIなど)や電気生理学的診断にて責任高位を絞り込むことが重要と考えています.

　上述のプロセスにあてはまらない例外として,前屈位頚髄症 (flexion myelopathy) が挙げられます.かつて平山病として扱われていた若年性一側上肢筋萎縮症の多くは,頚椎前方屈曲による脊髄圧迫 (あるいは伸張) に起因すると考えられています.典型例は10歳代後半～20歳代前半に発症することが多く,一側上肢の遠

位筋の筋萎縮・筋力低下が主症状となりますが，両側発生例や軽度の錐体路徴候を伴う症例も散見されます．頚椎前屈動作の反復によって脊髄灰白質の前角細胞が中心に障害される病態としてとらえると，前屈位頚髄症（flexion myelopathy）という呼称が適していると考えます．若年者に限らず，中高年者でも頚椎後弯に伴う椎間板ヘルニアなどで同様の症候を呈する症例があります．

### 1.5.3 頚椎 X 線像でとらえられる姿勢の変化

　肩こり，頚椎捻挫，頚肩腕症候群などで医療機関を受診する患者数は多く，そのほとんどは頚椎単純 X 線撮影による評価を受けていると思われます．すなわち，多くの医師にとって頚椎の X 線像にはなじみが深いはずです．その際，頚椎の配列に注目すると，年齢，性別，疾患などによって特徴的な違いがあることに気づく方も多いと思います．これまでに頚椎を含めた脊椎のアライメントに関する研究は数多く報告されており，様々な助変数（パラメータ）を用いて脊椎の配列を数学的に解析する試みがなされてきました．しかし，計測方法や変数もかなり多様であるため，何に注目してよいものかと困惑している方も多いのではないでしょうか．この項では，これまでの脊椎アライメントに関する報告の中から頚椎に関わる知見をまとめ，日々の臨床に有用と思われる情報や筆者が最近注目している点について解説したいと思います．

　ヒトの脊椎を側面から見ると決して直線的ではなく，4つの大きなカーブで成り立っています．胸椎や仙椎域は生下時から後弯を呈しており，1次弯曲（primary curvature）と呼ばれています．乳児期の首が据わるころに頚椎は前弯を呈するようになり，歩行開始の頃に腰椎の前弯が現れますが，これらを2次弯曲（secondary curvature）と言います．これらのカーブは生理的弯曲と呼ばれ，ヒトが立位・歩行という機能を獲得するために生まれた弯曲と考えられます．この生理的弯曲の原則から外れた脊椎配列は弯曲異常と見なされますが，それぞれのカーブが互いに影響しあってバランスをとっているため，どの部位に異常の根源があるのかを判断することは必ずしも容易ではありません．脊椎のみならず，足部から膝関節，さらに股関節から骨盤につながる下肢のアライメントも多大な影響を与えていることは間違いないでしょう．一般に3次元物体の構成を考える際，地面から順々に積み上げていくモデルを想定します．これを人体にあてはめると，足部から下肢，骨盤，腰椎，胸椎，頚椎，頭部という順番で積み上げていくことになります．私は地面から胸椎までのアライメントの影響は第7頚椎の位置と傾斜角に集約されて発現すると考えています．少なくともそうとらえることで，頚椎以下の無数の因子を整理することが可能になります．

　一方，ヒト型ロボットを歩行させる際には頭部重心の前方移動が鍵となるそうです．そこで，上述のモデルとはまったく逆に，頭部を起点としてその下に環椎・軸椎・

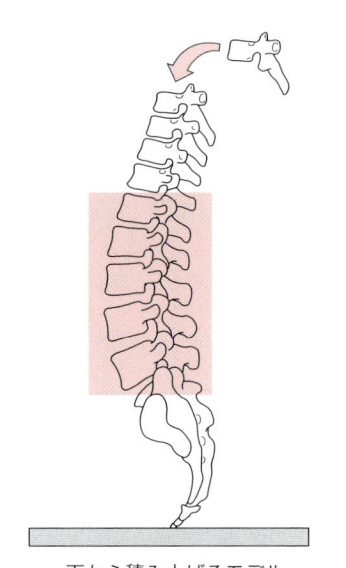

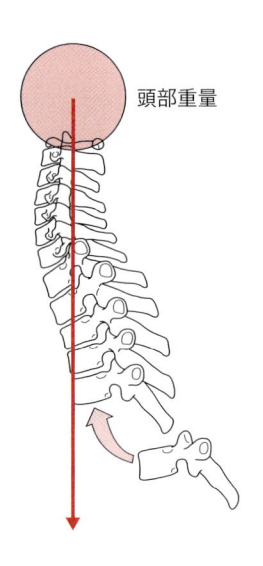

　　　　　　　　　　下から積み上げるモデル　　　　上から積み込むモデル

図 1.12　脊椎の積み木モデル.

　中下位頚椎,さらには胸椎・腰椎を順々に積み"下げる"モデルを想定してみます（図1.12）.その際,8〜10 kg と言われる頭部重量は環椎の直上にかかることになりますが,私はこれを水晶玉の下に敷かれた円座に見立てています.水晶玉を安定させるには,その重心が円座の中央にくることが望ましく,円座は位置と傾きを調整して受けた応力を下方に伝えます.この応力はさらに下へ下へと伝えられますが,水晶玉が落ちないようにバランスを取りながら配列する必要があります.このように考えると,頭部重心から引かれた plumb line は全身の重心の近傍を通るはずです.この頭部重心は両外耳孔あるいは両乳様突起間の中央付近にあるとされていますが,頚椎 X 線像でその部位を同定することは困難な場合が多いため,私は環椎の前弓と後弓の中点を代用しています.各々の椎体の位置をこの plumb line からの離れ具合（支距：offset 値）と傾き具合（傾斜角）で表すと,全脊椎アライメントにおける各椎の特性が見えてきます.これまでに私が計測した値の平均値を図 1.13 に示します.

　頚椎 X 線像では胸椎以下のアライメントは見えませんが,体幹あるいは下肢の重心もこの plumb line 近傍を通過するはずですから,ある程度の推察は可能になります.たとえば第 7 頚椎の後方への offset が大きくて椎体の前傾が強い場合（高齢者に多いタイプ）は,胸椎の後弯が必然的に強くならなければバランスがとれません.さらにその下方の腰椎は骨盤の後傾化を避けるために前弯が強くなっていると予想されます.逆に第 7 頚椎の offset が小さくて前傾も弱い場合（若年者に多い）,胸椎および腰椎の弯曲は小さいと推察することができます（図 1.14）.もちろん他の様々な要因によって,この原理に則らないアライメントを呈することもあるでしょ

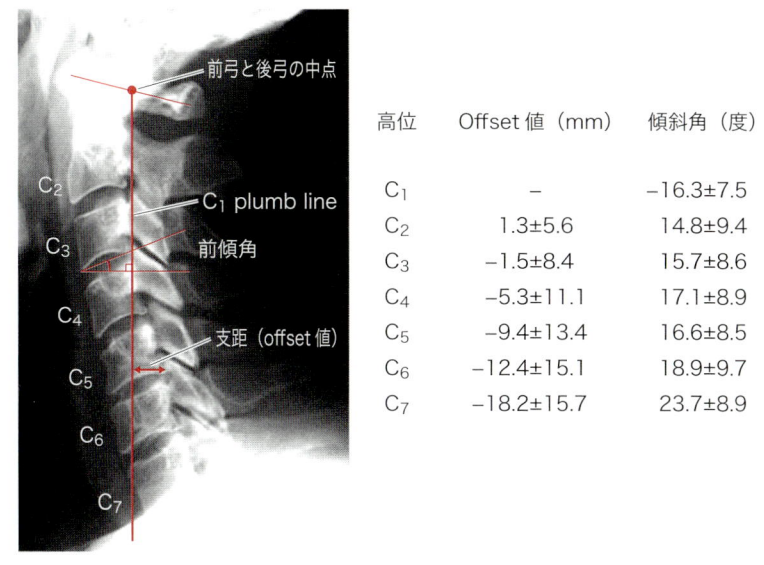

| 高位 | Offset 値（mm） | 傾斜角（度） |
| --- | --- | --- |
| $C_1$ | – | −16.3±7.5 |
| $C_2$ | 1.3±5.6 | 14.8±9.4 |
| $C_3$ | −1.5±8.4 | 15.7±8.6 |
| $C_4$ | −5.3±11.1 | 17.1±8.9 |
| $C_5$ | −9.4±13.4 | 16.6±8.5 |
| $C_6$ | −12.4±15.1 | 18.9±9.7 |
| $C_7$ | −18.2±15.7 | 23.7±8.9 |

図 1.13　各頚椎の位置（$C_1$ 重心線からの offset 値）と傾斜角.

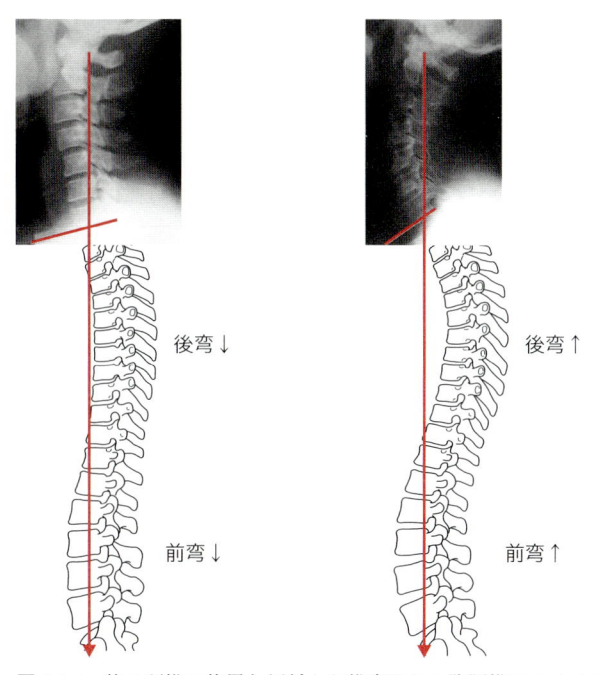

図 1.14　第 7 頚椎の位置と傾斜から推定される胸腰椎アライメント.

うが，その場合には筋力で骨格のアンバランスを整えなくてはならないことになります．特に加齢によって下肢の関節や脊柱の可動性が低下してくると柔軟なバランス調整ができなくなり，筋疲労が蓄積して脊椎を含めた運動器疾患を生じ易い環境

に陥ると推察されます．頚椎を含めた脊椎のアライメントは個々によって様々であり，正常値といったものはないと考えています．仮に理想的なアライメントを算出したとしても，人間は絶えず動いており，その数値そのものに大きな意味はないと思われます．しかし，個々人がその動きのなかでバランスを保ちながら活動しており，力学的あるいは生理学的に調和が取れた状態を探るといった観点から，姿勢やアライメントをとらえていくことが大切と思われます．

　本項では頚椎を含めた矢状面アライメントに絞って解説しましたが，実際の生体では側弯や側屈あるいは回旋といった要素も考慮する必要があります．しかし，X線像を用いたこれまでの研究では3次元的な解析は困難であり，これら矢状面以外のアライメントを研究した報告は非常に少ないのが現状です．CTやMRIなどを用いた研究も登場し始めており，その際に臥位のまま立位での重力負荷をシミュレーションした装置が考案されるなど，これまでになかった様々なアプローチが行われています．また，コンピューターを用いた有限要素法による解析は，骨格以外の様々な構成体の変化や脊椎アライメントへの影響も取り込めるため，この分野の研究は加速度的に発展すると期待されます．

### 1.5.4　頚椎と全脊椎のアライメントの関わり合い

　加齢によって，脊椎アライメントは頚椎で前弯が増強し，胸椎では後弯が増強，腰椎で前弯が減少し骨盤は後傾化してきます．それぞれの脊椎のバランスの代償によって，$C_7$垂線は骨盤上にのっているのが理想ですがそれが徐々に前方に推移してしまい，やがて骨盤より前方に移動するようになります．頚椎症の患者データによると，70歳を越える頃から仙骨より前方に移動してくる傾向にあるようです（図1.15）.

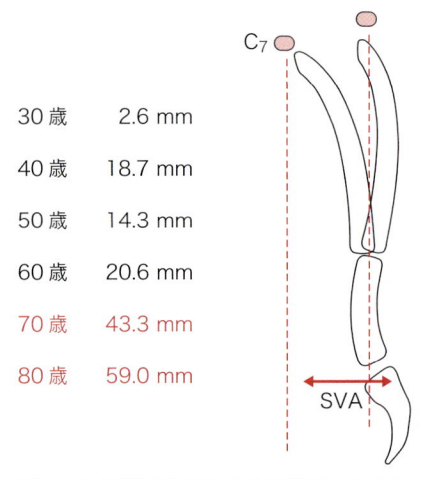

$C_7$

| 30歳 | 2.6 mm |
| 40歳 | 18.7 mm |
| 50歳 | 14.3 mm |
| 60歳 | 20.6 mm |
| 70歳 | 43.3 mm |
| 80歳 | 59.0 mm |

SVA

図1.15　頚椎症性脊髄症の年代別．SVA (sagittal vertical axis)

## 1.6　脊髄のアライメントと動き

### 1.6.1　頚椎前後屈での脊髄の伸張

Breig[24]は，cadaver を使用して頚髄がアコーディオンのような運動を行って伸展から屈曲するときに 8 〜 10 mm 伸長すると述べ，Kuwazawa は，MRI において約 11.7 mm の変化があったと述べています．加齢によって前弯が増強すると，頚椎は若年者に比較して伸展している状態になるため，中間位における脊髄は相対的に短縮傾向にあると言えます．

### 1.6.2　脊髄の頭尾側方向の拍動

脳は心拍と同期して拍動していることは広く知られていますが，脳から連続する脊髄も同様に拍動しています．その拍動は，心拍と同期した動きに加えて呼吸周期に一致した呼吸性拍動も加わっています．頚椎手術における術中エコーで脊髄の拍動を注意深く観察すると，後方手術でも前方手術でも脊髄や神経根の拍動を明瞭にとらえることができます．興味深いのは，特に前方除圧後に観察されることですが，脊髄が頭尾側方向にも拍動していることです．後方除圧後でも症例により頭尾側方向の拍動が確認できることもありますが，大多数の症例では視認することが困難です．その原因は，後方手術においては頚椎を軽度前屈位としていることが多いためと推察されます．これは前述のように，頚椎前屈位では脊髄が頭尾側方向に伸張していることが最大の理由と考えていますが，神経根による張力や歯状靱帯の緊張が高まっている可能性もあります．

前方除圧術において神経組織が十分に除圧されると，この頭尾側方向の拍動は明瞭に視認できますが，除圧範囲の頭尾側縁で圧迫が残存していたり，ルシュカ関節部の除圧不足で神経根の可動性が不十分の場合には，この頭尾側方向の拍動が明瞭に描出されません．また，椎間開大器にて椎間板腔を長軸方向に過開大すると，この頭尾側方向の拍動が減弱する場合もあります．脊髄を含めた神経組織は本来ゆとりのある緊張下にあるはずで，軸索方向すなわち頭尾側方行にも可動性を有していると考えられます．頚椎手術における除圧の目的を，圧迫物を取り除くと考えるよりも，脊髄や神経根の可動性を回復するといった観点でとらえるのも面白いでしょう．その結果，神経組織が本来の可動性を得ることで血流や髄液流が安定し，神経機能回復にとってより良い環境が作られることにつながるでしょう．

### 文　献

1) Penning L: Functional Pathology of the Cervical Spine, The Williams & Wilkins Co, Baltimore, pp28-50, 1968.

2) 鐙 邦芳：脊椎の機能解剖とバイオメカニクス．バイオマテリアル　24 (6)：388-396, 2006.
3) 小柳貴裕 他：新しいモデルによる頭頚部動的応答性のシミュレーション（第1報）．日臨バイオメカ会誌　15: 131-34, 1994.
4) 下條仁士：衝突時頚椎の動作解析とバイオメカニクス．整・災外　48: 495-503, 2005.
5) 田島直也，久保伸一郎：脊椎のバイオメカニクス研究の現在と展望．脊椎脊髄ジャーナル　16(7): 795-799, 2003.
6) Pal GP, Sherk HH: The vertical stability of the cervical spine. Spine 13: 447-449, 1988.
7) 鐙 邦芳：リハビリテーションの現場で役立つバイオメカニクス　頚椎．J Clin Rehabil 14 (12)：1146-1151, 2005.
8) Wakano K, et al: Biomechanical analysis of canine intervertebral discs after chymopapain injection. Spine 6: 56-68, 1983.
9) White AA, et al: Clinical instability in the lower cervical spine. A review of past and current concepts. Spine 1: 15-27, 1976.
10) Clausen JD, et al: Uncinate processes and Luschka joints influence the biomechanics of the cervical spine: Quantification using a finite element model of the C5-C6 segment. J Orothop Res 15: 342-347, 1997.
11) 鐙 邦芳：頚椎のバイオメカニクス．脊椎脊髄ジャーナル　17 (5)：461-469, 2004.
12) Nowinski GP, et al: A biomechanical comparison of cervical laminoplasty and cervical laminectomy with progressive facetectomy. Spine 18: 1995-2004, 1993.
13) Zdeblick TA, et al: Cervical stability after sequential capsule resection. Spine 18: 2005-2008, 1993.
14) Kapandji IA: The Physiology of the Joints, Churchill Livingstone, Edinburgh, pp196-235, 1974.
15) 赤石文洋 他：下位頚椎における前縦靱帯および後縦靱帯の力学的研究．日臨バイオメカ会誌 15: 109-12, 1994.
16) Kondo S, et al: Hypertrophy of the posterior longitudinal ligament is A prodromal condition to ossification: a cervical myelopathy case report. Spine 26: 110-114, 2001.
17) Mihara H, et al: Biomechanical comparison of posterior cervical fixation. Spine 26 (15)：1662-1667, 2001.
18) Shiraishi T, et al: Results of skip laminectomy-minimum 2-year follow-up study compared with open-door laminoplasty. Spine 28 (24)：2667-2672. 2003．
19) 矢吹省司，菊地臣一：特集／頚椎症　臨床解剖. NEW MOOK 整形外科　6，金原出版，東京，pp1-11, 1996.
20) 原田征行：環軸椎靱帯の基礎と臨床．整形外科　46 (6)：763-770, 1995.
21) Mihara H, et al: Follow-up study of conservative treatment for atlantoaxial rotatory displacement. J Spinal Disord 14 (6)：494-499, 2001.
22) 杉村忠敬：咬合と全身機能 — 特に咬合と姿勢との関係について　咬合／咀嚼時の咀嚼筋，頭蓋および頚椎のバイオメカニクス
23) White III AA, Panjabi MM: Physical properties and functional biomechanics of the spine. In: Clinical Biomechanics of the Spine, 2nd ed, Lippincott, Philadelphia, pp1-83, 1990.
24) Breig A: Biomechanics of Central Nervous System, Almqvist & Wilsell, Stockholm, 1960.
25) Kato Y, et al: Biomechanical study of cervical flexion myelopathy using a three-dimensional finite element method. J Neurosurg Spine 8 (5)：436-441, 2008.

# 2. 脊髄の神経生理

近年，脊髄神経生理学の研究が進むとともに，脳からの神経伝達系は，直接脊髄の運動ニューロンに伝わるよりも，脊髄介在ニューロンを経由する間接路のほうがはるかに多いことが明らかとなってきました．これらのことは脊髄が末梢と脳をつなぐ単なる伝導路でなく，脳と同様多くの制御，統合機能を持つことを意味しています（図2.1）．

## 2.1 脊髄の基本構造

脊髄は延髄の続きで，錐体交叉の下端から始まる索状物です．腰椎レベルで円錐形となり，この脊髄円錐以下は馬尾と終糸になります．脊髄円錐の高さは年齢により異なり，新生児では$L_3$の下端ですが次第に上行して成人では$L_1$-$L_2$のレベルに達します．

中心には中心管と呼ばれる細い管腔があり，第4脳室から縦走し円錐部近くで盲管（終室）となります．脊髄前面には縦の溝がありますが，これを前正中裂（anterior median fissure），後面のやや狭い溝を後正中溝（posterior median sulcus）と言います．前正中裂には後述する重要な血管が存在します．

脊髄では，脳とは反対に表層には白質が，深層にはH字状の灰白質があります（図2.2）．前方の拡大部を前角，後方の突出部を後角，H字状の横の部分を中心灰白質，

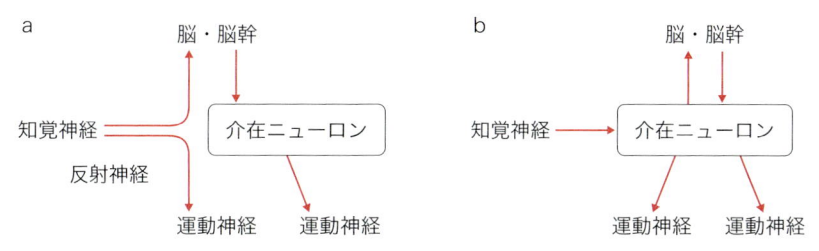

図2.1 介在ニューロンの概念の変化．a：旧，b：新．

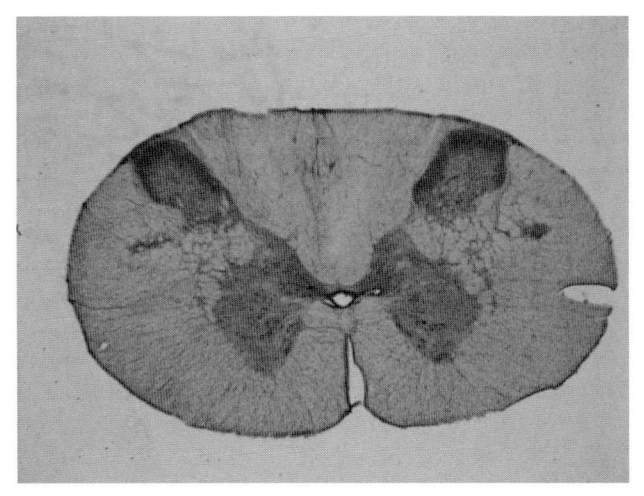

図 2.2　頚髄横断面組織切片．（下が腹側）

その中心を灰白交連（gray commissure）として区別します．灰白質は神径細胞（nerve cells or neuron），神経線維，軸索（nerve fibers or axons），血管，結合組織から構成されています．これに対し白質には神経線維（nerve fibers），血管，神経膠（neuroglia）があり，神経膠は matrix, fibrils, neuroglial cells から成る結合組織です．白質縦2列の部分を中間質外側部，さらに両端にあるわずかな突出部を側柱（側角）といいます．

　白質は前索と後索に大別され，頚髄の後索はさらに後中間溝により内側の薄束，外側の楔状束に細分されます（図2.3）[6]．中心灰白質の前方にある白質を白交連（white commissure），側角と後角の間でこれに隣接する白質部を脊髄網様体（spinal reticular formation）といい，これは頚髄～上部胸髄でよく発達しています．

　前角には運動神経細胞（前角細胞），後角には知覚神経細胞（後角細胞），側角には主として交感神経細胞（仙髄では副交感神経細胞）が集合しています．

　前角の運動性神経細胞のうち，中心部のものは体幹，外側部のものは四肢を支配し，さらに伸筋を支配するものは表層に，屈筋のそれは深層にあると言われています．

　脊髄の灰白質は，①脊髄前根に軸索を送り出し骨格筋を支配する運動ニューロン（motorneuron），②白質を通って脳幹・小脳などに軸索を送る上行路ニューロン（ascending neuron），③軸索の終止が脊髄内に限られる介在ニューロン（脊髄固有ニューロン，propriospinal neuron）の，3つのニューロン群に大別することができますが，そのなかで最も多数を占めるのは介在ニューロンです[7]．脊髄灰白質は細胞構築学的に層構造をなし，Rexed[10]によって分類されたⅠ～Ⅹ層から構成されています．脊髄の後角に属するⅠ～Ⅳ層は主として皮膚からの感覚入力を受ける領域であり，中間帯（Ⅴ～Ⅷ層）は，脳や脳幹からの脊髄下行路や固有受容器からの入力を受ける領域です（図2.4）．脊髄前角のⅨ層は，前根に軸索を送る運動

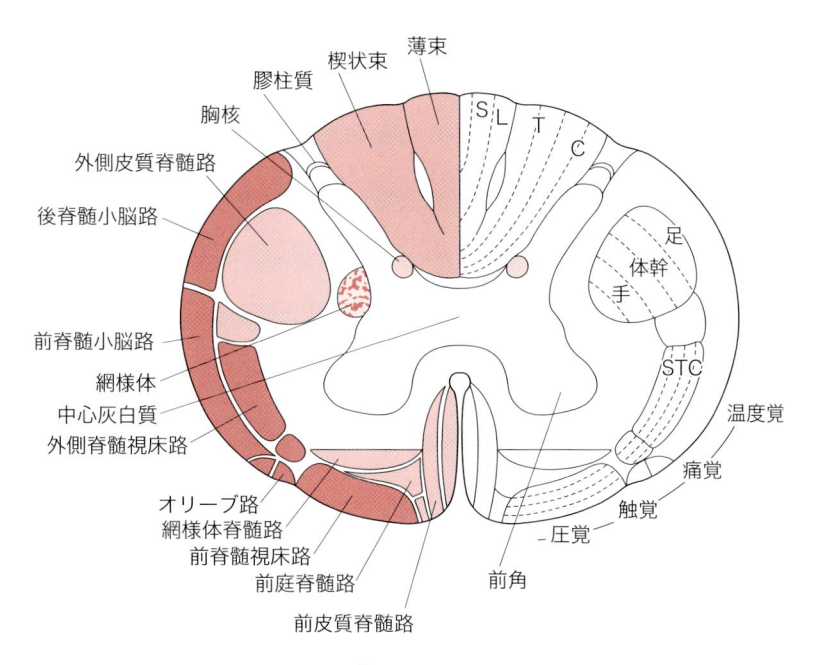

図2.3 頸髄の断面と主要な伝導路[6]．（下が腹側）

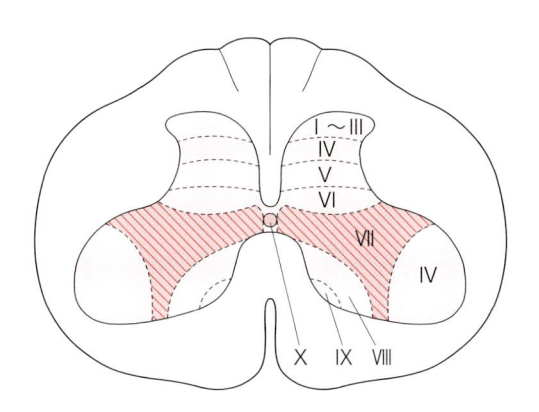

図2.4 Rexedによる灰白質の層分類[10]．（下が腹側）

ニューロンが存在する部位です．

## 2.2 錐体路と錐体外路

　皮質脊髄路は，古くからBroadman's area IVにある1次性体性運動皮質内のBetz型錐体細胞から出ていると説明されています．他に前運動野や頭頂葉，さらに1次性体性知覚皮質からの線維もあると考えられていますが，その所在は解明さ

れていません．錐体路を下行する神経線維の 85 〜 90％は延髄下部で交差して外側皮質脊髄路（lateral corticospinal tract）を形成し，交差しない神経線維は前皮質脊髄路（anterior corticospinal tract）を形成します．神経線維の約 3/4 は有髄性ですが，有髄性線維の一部は反対方向，すなわち尾側から頭側に向かって信号を送ります．したがって，皮質脊髄路の大部分の軸索は大脳皮質からの信号を脊髄に伝えますが，脊髄のなかでその信号はある程度修飾されると考えられています．外側皮質脊髄路は下行するほど小さくなり，$S_3$-$S_4$ のレベルで消失します．

　皮質脊髄路は霊長類以下の動物には存在せず，この経路が巧緻運動と関連する線維であるという根拠となっています．しかし，皮質脊髄路が障害されていても巧撤運動が温存されている症例も報告されており，現在も完全に解明されたとは言えません．

　皮質脊髄路は錐体路，残りの下行する神経路は習慣的に錐体外路と言われていますが，形態的にも，機能的にも単純ではないようです．

　たとえば，前庭脊髄路，赤核脊髄路，網様体脊髄路など他の下行路は途中で脊髄灰白質内以外の場所にシナプス結合することは確かですが，その正確な機能はまだ不明で，これらの神経路は上位ニューロンや脊髄内の求心性神経線維と連絡があり，他の神経路とも密接な関係を持っています．錐体外路系がなぜ途中でシナプス結合するのか，下行する神経路がなぜ上行する神経線維を有するのかは不明で，逆に上行する線維にも下行する神経線維が存在するのかということも解明されていません．

## 2.3　痛覚・温度覚の伝導路

　痛覚と温度覚はほとんど同じ伝導路を通ります．後根神経節内にある神経細胞からの線経は後根侵入部の外側部から脊髄に入り，上行性および下行性の分枝となります．これらの線経は後外側束（Lissauer 路）を形成し，5 〜 7 分節上あるいは下に移行したあと，後角に移り，2 次ニューロンとシナプスを形成します．

　2 次ニューロンの軸索は灰白質のなかで他のニューロンとシナプスを形成するか，白前交連を通って反対側に行き，（外側）脊髄視床路（lateral spinothalamic tract）を上行します．外側脊髄視床路では仙髄からの線経がいちばん外側にあり，腰髄，胸髄，頚髄からの線経の順に内側へと配列が決まっています（図 2.5）．

　痛みには，鋭い限局性の痛み（fast pain）と，ぼんやりしたびまん性の痛み（slow pain）があります．fast pain は末梢では細い有髄線経（δ 線維）を通り，脊髄のなかでは外側脊髄視床路を上行し視床に達します．これに対し，slow pain は伝導速度の遅い無髄線経（C 線維）を通り，脊髄で何度もシナプスを替えながら視床に到達します．

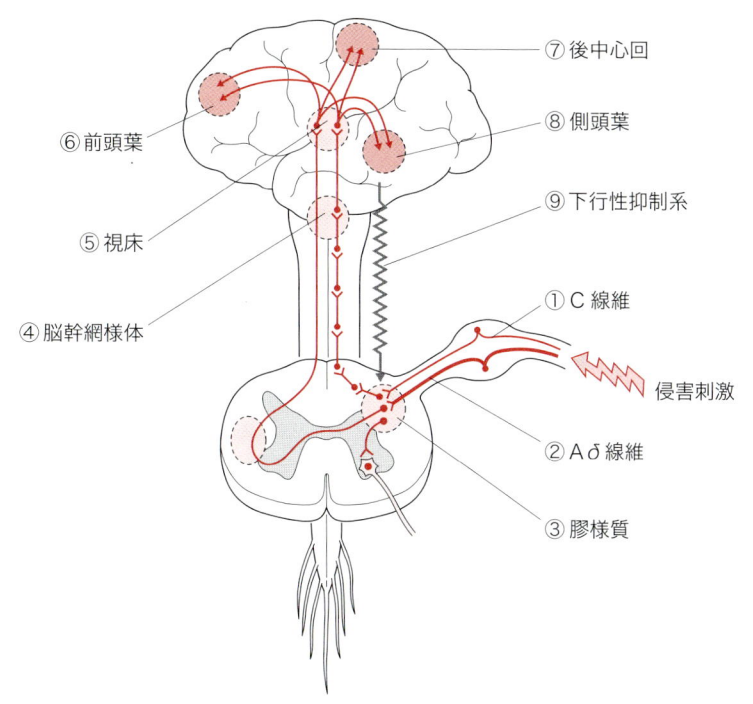

図2.5 上行性経路（知覚神経）と下降性抑制系経路.

**【下降性抑制系経路】**

　脳幹から脊髄後角にかけて痛みの伝達経路を抑制する機構で，脳から脊髄へ放出される神経伝達物質は，ノルアドレナリンとセロトニンが知られています．

## 2.4　深部知覚の伝導路

　深部知覚とは位置覚，運動覚，抵抗覚，重量覚によって，位置，運動の状態，体に加わる抵抗，重量を感知する感覚です．振動数の認知に関する線維は後索〜内側毛帯を経由しますが，大まかな振動，すなわち振動しているかいないかを認知する伝導路は，触覚と同様，複雑な経路をとるといわれています．

## 2.5　脊髄固有ニューロン

　脊髄内の神経細胞どうしを伝達する神経として，脊髄固有ニューロン（propriospinal neuron）が知られています．そのなかで，特に左右の神経を伝達するものは交連細胞と呼ばれます．

脊髄固有ニューロンは，軸索を一度白質に派生させ，そこで上行ないし下行して再び灰白質に入り神経細胞に投射する索細胞（funicular cell）と，軸索が灰白質内にのみとどまり細胞体の近傍の脊髄細胞に投射する，いわゆる Golgi II 型の髄節性介在ニューロン（segmental interneuron）の存在（たとえば Renshaw 細胞）が考えられていました．しかし，現在では後者は存在しないことが明らかとなり，すべての介在ニューロンは索細胞（funicular cell）であり，細胞体と同じ髄節の脊髄内の結合は，脊髄固有ニューロンの反回側枝によるものであると考えられています[8]．

脊髄固有ニューロンの軸索は，脊髄白質の内側（fusciculus proprii，脊髄固有束）を上行または下行します．これに対し，主に脳幹や小脳などからの下行性伝導路と求心性上行路は，脊髄白質内で固有ニューロンの外側部を走行する傾向にあります[8]．また，脊髄固有ニューロンは，軸索が細胞体と同側にのみ投射する細胞と，前交連を通って対側に投射する交連細胞（commissural neuron）に分けることができ，一般に下行性脊髄固有ニューロンは同側投射が多く，上行性脊髄固有ニューロンは，対側投射が多いといわれています[8]．

## 2.6　$C_{3/4}$ 脊髄固有ニューロン（図 2.6）

従来，脊髄の感覚情報は，脊髄にある介在ニューロンを介して運動ニューロンに反射作用を及ぼし，脳や脳幹からの脊髄への運動情報は，それとは別の介在ニュー

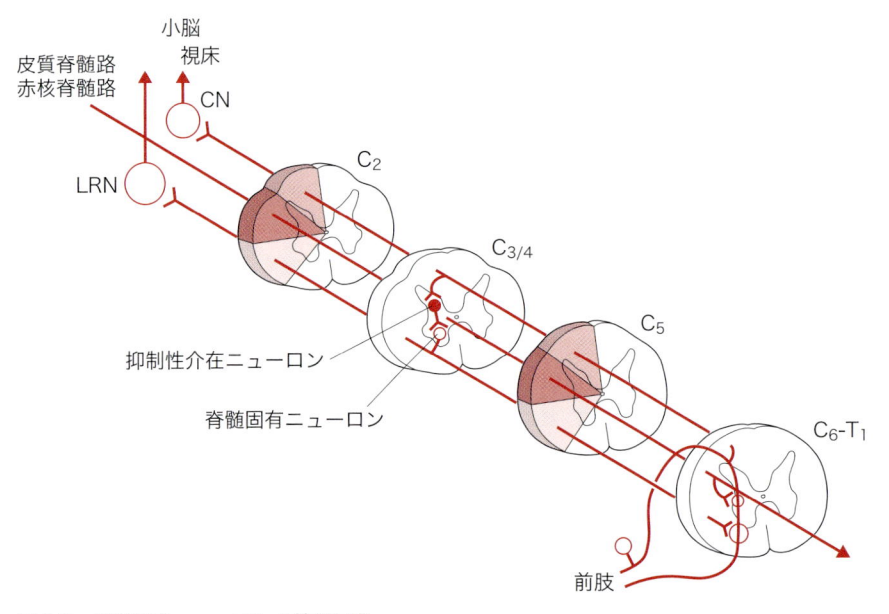

図 2.6　脊髄固有ニューロンの神経回路．

ロンを介して運動ニューロンに伝えられると考えられていました．しかし Lundberg ら[4,6] が行った一連の研究により，$C_{3/4}$ 脊髄固有ニューロンは，1 次求心性線維から入力を受け運動ニューロンに投射して種々の反射に関与すると同時に，上位中枢からの入力も受け知覚神経線維と脳や脳幹からの運動指令が脊髄の介在ニューロンで統合され，運動ニューロンに最終的に出力されることが明らかになってきています[3]．すなわち，$C_{3/4}$ 脊髄固有ニューロンは前肢運動ニューロンに直接投射し，さらに皮質脊髄路，赤核脊髄路，視蓋脊髄路，網様体脊髄路から単シナプス性に入力を受け，それらを収束させて運動ニューロンへ情報を伝え運動を発現させているということです（図 2.6）．

## 2.7 脊髄膜（図 2.7）

脊髄膜は脳膜と同様，硬膜，くも膜および，軟膜から構成されています．脊髄硬膜は大後頭孔直下，環椎の中央部から始まり，第 2 仙椎に達しています．脊髄くも膜は正常では血管のない薄い膜で，脊髄軟膜とは広いくも膜下腔によって隔てられ

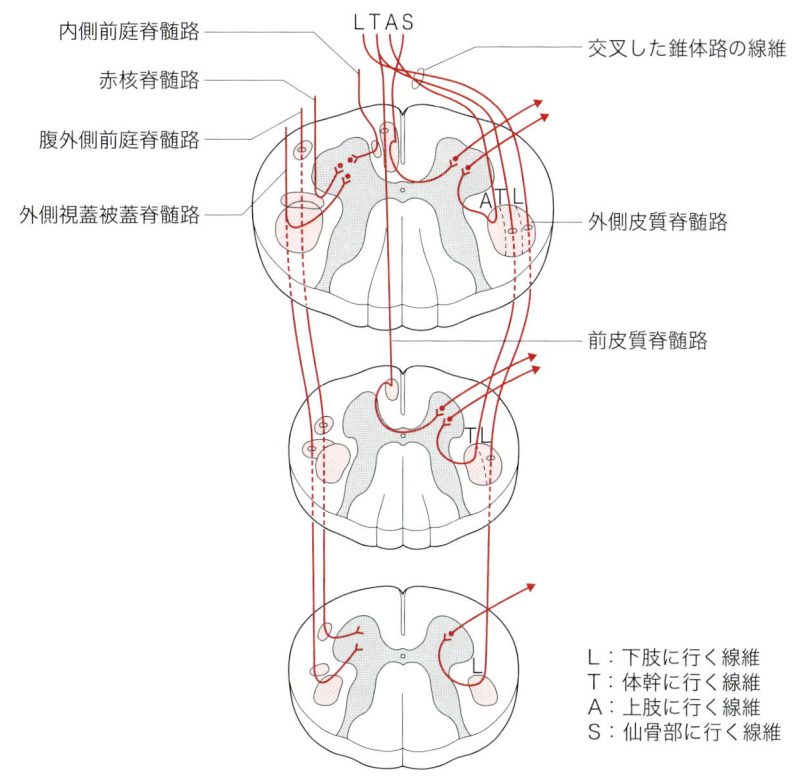

図 2.7 下行性経路（錐体路と錐体外路）[12]．

ています．この膜の外面には多くの結合組織があり硬膜と連結していますが，内面での軟膜との連絡は歯状靱帯の他，ほとんどが背側部に限られています．脊髄軟膜は外層軟膜と内層軟膜に分けることができ，外層軟膜の下に脊髄表面の血管がありますが，内層軟膜は脊髄表面に密着しています．側面から出る歯状靱帯は脊髄神経前根，後根の間を通って硬膜に付着しています．

脊髄髄膜腫のほとんどは，硬膜から発生しているクモ膜外髄外腫瘍です．

## 2.8　脊柱・脊髄の血管支配

脊髄障害は，単なる圧迫性の機械的障害でなく血行が重要であることが知られています．これは，手術後の quick response で改善する神経症状の変化は機械的圧迫だけでは説明はつかないことからもわかります．胎生期には，脊髄は分節ごとに固有の動脈（31対）を持っていますが，成人に達すると頚部，胸部，腰部をあわせ，3～8本の前根動脈，10～23本の後根動脈となります．

### 2.8.1　動　脈（図2.8）

前根動脈は網状に交通して前脊髄動脈（anterior spinal artery）となり，脊髄横断面の前2/3に血液を供給しています．血流の方向は一定せず，ある部分では上方に，他の部分では下方に流れています．後脊髄動脈（posterior spinal artery）は，一般に前脊髄動脈よりも細く，上部頚髄では欠損していることも，上端が後根動脈である場合もあります．脊髄の表面に見られる動脈は，脊髄中心から周辺に向かう centrifugal system と脊髄表面から centripetal system に分けられます．これらの動脈は脊髄表面の動脈から分枝したあと，脊髄の表面に対しほぼ直角に進入して主として白質を栄養し，灰白質の周辺近くで中心動脈からの小枝と吻合しています．1本の前脊髄動脈幹が左右の脊髄を交互に栄養しているため，脊髄の血管障害では対麻痺となることが多く見られます．

導入動脈（radiculo-medullary artery）は脊髄神経に沿って脊柱管内に入り，腹側枝と背側枝に分岐します．2根が同時に脊髄に血流を供給することはきわめて稀で，いずれか一方が脊髄に到達します．したがって，前に回り前脊髄動脈幹に入るものを前根髄動脈（anterior radiculo-medullary artery），背側に行くものを後根髄動脈（posterior radiculo-medullary artery）といいます．（図2.9）

### 2.8.2　静　脈（図2.10）

脊髄損傷後に脊髄浮腫が発生しますが，脊髄の灌流においては静脈が重要な役

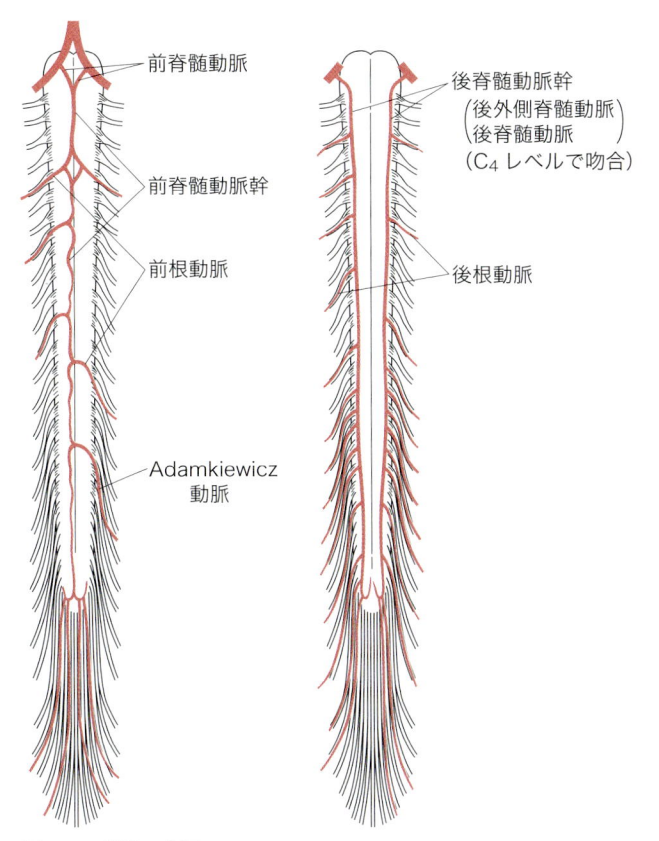

図 2.8 脊髄の動脈.

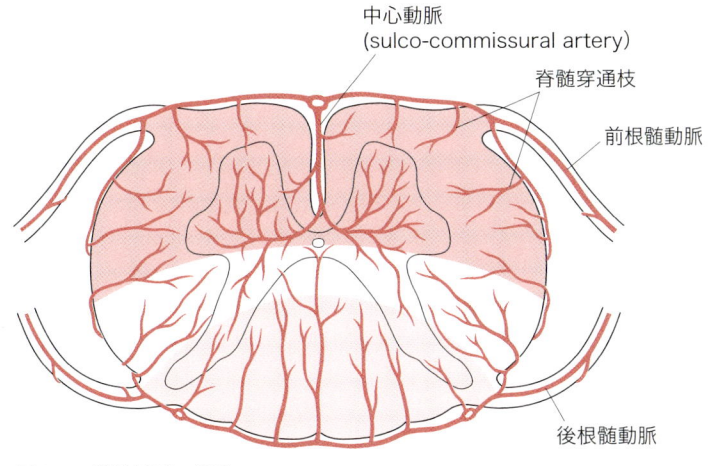

図 2.9 脊髄割面の動脈.

割を担っています.脊髄表面の静脈は,軟膜のなかで動脈より深部に静脈叢を形成していますが,主幹は前正中にある前脊髄静脈(anterior spinal vein, median

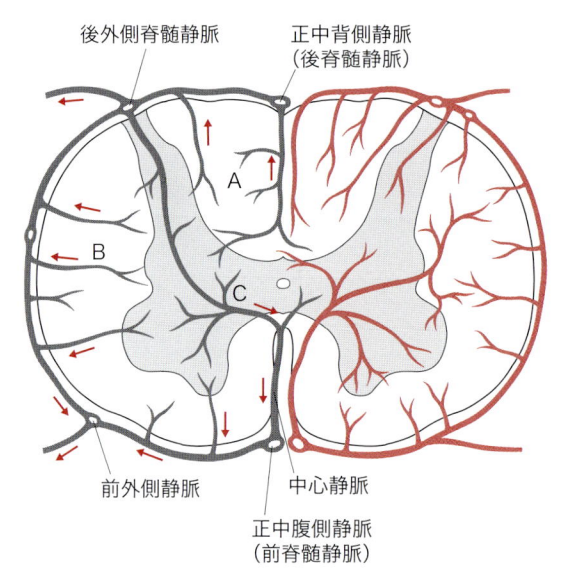

図2.10 脊髄割面の静脈.

ventral spinal vein), 左右の前外側脊髄静脈（antero-lateral spinal vein), 後脊髄静脈（posterior spinal vein, median dorsal spinal vein), および両側の後外側脊髄静脈（postero-lateral spinal vein）の6本の静脈です.

Gillilan[13] は脊髄の静脈を，①前角や周囲の白質より灌流され，中心静脈を通り正中腹側静脈に流入するもの，②後索，側索などより脊髄の表面に向かって流れる血流を集め，脊髄表面の静脈叢を介して後根静脈に流れるもの，の2系統に分類しています.

図2.10はこれを模式的に示したものです．A，Bの部分は静脈叢に流出し，Cの領域は中心静脈から正中腹側静脈に入り，それぞれ前・後根静脈を介して硬膜外に出ていきます.

前根静脈は一般に後根静脈より太く，ことに脊髄腰膨大部の上部より出る静脈は強大で馬尾神経に沿って下行します．前根静脈の総数は8〜12（14）本で，後根静脈の数はそれよりもさらに多くなっています．脊髄背側の静脈叢は，加齢とともに太くなる傾向が認められます.

## 文献

1) Endo K, et al: Response of commissural and other upper cervical ventral horn neurons to vestibular stimuli in vertical planes. J Neurophysiol 71: 11-16, 1994.
2) 勝田真史 他：頸髄中心性損傷の病態の一考案．日脊椎外会誌 9: 381, 1998.
3) 本郷利憲：脊髄．標準生理学 第3版（本郷利憲 他編），医学書院，東京，p287, 1993.
4) Illert M, et al: Integration in descending motor pathways controlling the forelimb in the

cat. 3. Convergence on propriospinal neurones transmitting disynaptic excitation from the corticospinal tract and other descending tracts. Exp Brain Res 29: 323-346, 1977.

5) 伊佐 正：随意運動制御における脳幹・脊髄介在ニューロン系の機能. 神精薬理 13: 927-934, 1991.

6) Lundberg A: Control of spinal mechanisms from the brain. In: The Nervous System (ed by Tower DB), Raven Press, New York, 1975.

7) 杉内友理子, 篠田義一：運動制御にかかわる脊髄神経機構(1)脊髄の機能構成. 脊椎脊髄ジャーナル 6: 287-291, 1993.

8) 杉内友理子, 篠田義一：運動制御にかかわる脊髄神経機構(3)脊髄の機能構成. 脊椎脊髄ジャーナル 6: 615-619, 1993.

9) Sugiuchi Y, et al: Spinal commissural neurons mediating vestibular input to neck motoneurons in the cat upper cervical spinal cord. Neurosci Lett 145: 221-224, 1992.

10) Rexed B: A cytoarchitectonic atlas of the spinal cord in the cat. J Comp Neurol 100: 297-380, 1954.

11) Sato H, et al: Excitatory connections between neurons of the central cervical nucleus and vestibular neurons in the cat. Exp Brain Res 115 : 381-386, 1997.

12) Patten J: Neurological Differential Diagnosis. Harold Starke, 1977.

13) Gillian LA. Veins of the spinal cord: anatomic details; suggested clinical applications. Neurology 20: 860-868, 1970.

# 3. 頸椎疾患の診断法
## —要点とコツ—

## 3.1 診断概念

　他の数多の疾患と同様に，頸椎疾患においても診断の手がかりになる症状は必ず潜んでいると思います．それを医師がうまく引き出せるか，あるいはそれらの症状と診察所見および画像所見を理論的に組み立てて，適切な診断に至ることができるかどうかが重要です．適切な診断なくして，適切な治療計画とそれに基づく患者へのインフォームは成り立ちません．

　最初に注意を払うべき点として，症状の変動パターンをよく聴取することです．腫瘍性の疾患では安静時痛や夜間痛を伴うことが多く，姿位による症状の変動が少ないのが特徴です．すなわち，「寝ても立っても痛い！」あるいは「痛くて身の置き所がない」といった訴えをする場合には，腫瘍性病変の存在を念頭に置くべきです．それに対して，頸椎の動きや姿勢によって症状が増減する場合には頸椎症に基づく疾患を疑います．そのうち神経根症では，頸椎後側屈位で片側の上肢痛を訴える（Spurling test 陽性）のが特徴で[1]，上方を見上げたときや長時間パソコンに向かった後に症状が増強したり，枕の高さで起床時の痛み具合が変わるようであれば本症を強く疑います．一方，脊髄症では痛みと言うよりは四肢のしびれ・だるさ・項部のこりや不快感といった諸症状が，首の姿勢や天候あるいは時刻などによって神経根症よりも遅いレスポンスで変動することがしばしば聴取されます．その他，同じしびれの訴えでも頸椎由来のしびれは夕方や仕事帰りに強くなり，手根管症候群では朝方に強く，胸郭出口症候群では上肢挙上位の持続で増強します（ただし，これらの症状変動パターンは典型例の場合であり，例外も多いため参考情報としてとらえてください）．

## 3.2 基本的診察手技

　頸椎に限らず，脊椎疾患では多彩な症状を呈することが多く，時には不定愁訴と

してとらえられることも少なくありません．また，経過が長くなると，患者の精神的な負担や不安要素の関与が大きくなって症状が修飾されることもあり，本人の訴えと他覚所見・画像所見が合わないこともよく見受けられます．そのため，緊急の場合を除き，できれば日を変えて複数回の診察機会を設けることが良いと思われます．その際，反射や筋力などの他覚所見の再現性や，本人の訴えの変化をよく聞くことにより，疾患の状態と共に患者本人のキャラクターも徐々に把握できるようになります．患者との信頼関係がある程度築けると，最初の頃には聞かれなかった細かな情報が得られることもよくあります．

## 3.3　問　診

　忙しい外来中，限られた時間内に十分な診察を行うことは，正直言って至難の業です．特に初診では，できるだけ短時間で多くの情報を得なくてはならないため，診察前の問診票は必要不可欠と言えます．それでも人によっては，いざ診察になると問診票とは異なる症状を訴えたり，自分で勝手に診断をつけていたりと，なかなか一筋縄ではいきません．とりわけ高齢者などでは症状をうまく伝えられないこともあり，しびれや痛みを「つらい」とか，脱力を「うまくできない」とか表現することもあり，その辺を汲み取れる配慮が必要です．知覚についても，「ビリビリパチパチする強いしびれ」と「疼痛」の間に明確な境界線はないでしょうし，「しびれ」と「知覚異常」の区別も困難です．どうもいまひとつピントがはっきりしないと思ったときは，日常生活のなかで具体的に何が困っているのか，どんなときがつらいのかを聞いてあげることです．

　ある例を1つ紹介しましょう．47歳の女性，$C_{5/6}$の頚椎椎間板ヘルニアで頚部から右上肢にかけての放散痛を訴えていましたが，最近では症状が改善し，配達の仕事に復帰していました．しかし今度は右上肢痛だけでなく，右手指にまでしびれが出現するようになったと慌てて来院しました．筋力低下はありませんでしたが，拇指・示指中心のしびれ感を認め，てっきり$C_{5/6}$のヘルニアの増悪と思い込んでしまいました．ところが，頚部の安静を指示してNSAIDsやステロイドなどの内服を再開しても改善なく，MRIを撮っても増悪所見はなし，よくよく聞いてみると，自転車に乗っていると右手のしびれが増悪するとのこと．さらによく診察してみると，何のことはない，普通の手根管症候群の合併だったのです．「$C_{5/6}$の頚椎椎間板ヘルニアで通院中」という思い込みが，診断を狂わせたというエピソードです．

## 3.4 視　診

「診察は部屋に入ってくるときから始まっている」とはよく聞かれる言葉ですが，私に言わせれば，患者が呼ばれて（当院では番号表示ですが）診察室に入ってくるときの「カツ！　カツ！　カツ！」という足音から，診察は始まっています．医師の見ていないところでの，何気ない1つ1つの動作こそ患者の状態を最も純粋に表しており，特に脊髄疾患では歩行の観察は大切です．

### 3.4.1　歩　行

歩行異常には多くの要因があり，原因病巣の局在を探る大きな手掛かりになり得ます．しかしその判断には，ある程度の経験とセンスが必要なことも確かです．頚髄疾患に関与するものでは，以下のものが重要かと思われます．

#### a　痙性歩行

痙性とは，筋緊張の亢進により伸張反射が過剰反応し，腱反射が亢進している状態です．錐体路などの1次性ニューロンの障害で見られるため，痙性を見たら上位運動ニューロンの障害を疑うべきでしょう．ただし，前角細胞を含め神経根などの下位運動ニューロンの障害を合併すると，痙性はマスクされてしまうので注意が必要です．

さて痙性歩行ですが，膝関節の屈曲角度がやや浅く，あまり足を挙げずに尖足気味に小刻みに歩く歩容を呈します．軽やかさに欠け，速く歩こうとすると，手を振ったり肩を揺らしたりして，歩行のリズムを早めようとする動作が入ってきます．錐体外路症状をきたすパーキンソン病でも小刻みで歩行しますが，パーキンソン病では歩行だけでなく全身の動作が緩慢で筋固縮傾向となって，腱反射の亢進は通常見られません．独特の無表情な顔貌（パーキンソン顔貌）を呈し，姿勢反射異常もあるため痙性歩行とは容易に判断し得ます．ただし，パーキンソニスムスについては要注意，思わぬ脳血管障害の合併や薬剤性パーキンソニスムスの見落としに泣くことがあります．

#### b　失調性歩行

失調性歩行とは，小脳・前庭部・感覚・視覚のいずれかの障害により，歩行動作の協調がうまくできないために生じる動揺性の不安定歩行です．頚髄の後索障害では，体表各部位の感覚受容器からの情報が不足するため，姿勢や歩行動作の安定維持が困難な脊髄性失調歩行となります．しっかりと，転ばないように歩こうとする意識が働き，両足はやや開脚気味で高く上げて歩行します．これを視覚が補助するため普通はしっかりと前方〜足元を見ており，暗い所や足元がよく見えないとこ

ろでは足がすくんで歩行できなくなります．閉眼すれば体幹はゆらゆらと揺れ，いわゆる Romberg 徴候が陽性となります．小脳性失調歩行では，指鼻試験や踵膝試験でも異常を示すため判別が可能です．

### c　間欠性跛行

間欠性跛行と言えば，まずは腰部脊柱管狭窄症に見られる馬尾性間欠性跛行や，閉塞性血栓血管炎などに伴う血管性間欠性跛行が思い浮かびますが，脊髄性の間欠性跛行も意外に多いことを忘れてはなりません．馬尾性間欠性跛行のように，歩行するに従い徐々に両下腿～足底部にかけてのしびれがジワーッと広がってくるわけではありませんが，下半身以下，特に両下肢全体がしびれて棒のようにつっぱって重くなり，すぐに疲れて足が前に出にくくなります．馬尾性のように，数分の休憩ではなかなか回復しにくいのですが，それでも休むとまた少し歩けることから，やはり間欠性跛行の範疇に入ります．

### d　麻痺性歩行

痙性歩行とは逆に，弛緩性麻痺で見られます．重心移動に際し，骨盤の支持力や膝の伸展力が弱いため，体幹（肩）を揺らしてその反動で足を前に出そうとします．これが片麻痺であると，麻痺側の下肢を外側に円を描くように振り出して歩く，いわゆる分回し歩行となります．

## 【頚髄症性失調歩行】

頚髄症性失調歩行の存在は知られているものの，言葉の定義，病態の解釈は不明な点が多いのが現状です．

脊髄病変は，深部腱反射亢進，脱力，感覚障害，運動失調，痙縮を伴う場合は容易に判断がつきますが，脱力や痙縮がなく，一見ではすぐに判断のつかない特殊な深部感覚障害のみがある場合は，診断に難渋することがあります．

頚髄症性失調歩行の特徴は，①ふらつき感を主訴とする，②筋力が正常，③四肢深部腱反射が正常，④Romberg 徴候が陽性，⑤他部位の障害がない，などが挙げられます．ふらつきによる歩行障害を主訴として，数ヵ月にわたり脳や迷路障害などが精査され除外診断された後に，頚椎病変を疑って脊椎外来に紹介されることも少なくありません．

過去の報告において，$C_{3/4}$ 高位障害は，後索障害，髄節性の灰白質障害によって特異的な神経症状を呈することが報告されています[2]．$C_{3/4}$ ヘルニアでの脊髄後索症状について詳細に検討され，上肢では筋固有覚と振動覚が障害されているが識別触覚は比較的保たれ，一方下肢では振動覚が選択的に障害されている，といった後索機能の乖離している例が報告されました．その発生機序として，$C_3$-$C_4$ 脊髄固有ニューロンの機能障害が考えられました．このニューロンは前肢運動ニューロン

に直接投射し，さらに皮質脊髄路，赤核脊髄路，視蓋脊髄路，網様体脊髄路から単シナプス性に入力を受け，それらを収束させて運動ニューロンへ情報を伝え，運動を発現させていると考察されています．

### 3.4.2 姿勢・外観

患者が診察室のドアを開け，入室して椅子に座るまでのわずか数秒は，非常に重要な観察ポイントです．立位・歩行・座位に至る一連の姿勢変化がすべて表れるからです．様々な麻痺や疼痛性障害があると，この一連の動作中だけでも異常が見受けられますが，軽度の側弯症や成人斜頚などでは，歩行や動作にまったく問題がないことが多いため，パッと見ただけでは異常が見当たりません．しかし，立位・座位での姿勢変化や脊椎の可動域をチェックし，後に述べる触診・運動診と組み合わせれば，姿勢の異常を見逃すことはないでしょう．

立位であっても座位であっても，胸を張らずに前かがみになっている姿勢を，一般的によく「姿勢が悪い」と言いますが，いったいどこに原因があるのか，いや，どのようなタイプがあるのかと考えると，実は答えが難しいのです．頚椎だけの問題に限っても，頚椎後弯症と首下がり症は，見た目は同じように「猫背」で「姿勢が悪い」のに，少なくとも同一のものとは言い難いのです．

「首下がり症」では，首下がりとは言うものの実は頚椎の他動的な可動域はおおむね保たれており，意識的に力を入れれば後屈することも可能な場合が多いのですが，本来の中間位を維持することが困難なのです．X線画像上，頚胸椎移行部から頭側にかけて椎体は ladder step 状に前傾していることが多く，椎体変形そのものは比較的軽度です．

一方「頚椎後弯症」では頚椎の可動域は全体的に低下し，特に後屈制限が顕著になります．X線画像上では，椎間高が著しく減少し，椎体は骨棘を有して高度に変形，ladder step 状ではなくS字状や角状の後弯を呈します．また，X線側面像において椎体の「台形化」変形を認めるようになりますが，これはさらなる後弯進行の途中段階を示している可能性があります．

「首下がり症」についてはいまだに不明な点が多く，原因も多岐にわたっていますが，意外に珍しい症状ではありません．新宿駅で30分も人混みを眺めていれば，1人くらいは首下がり症の人を見つけられます．

## 3.5 触診・運動診

入局時，診察の基本とは「聞いて，診て，触って，押して，動かして」と，教わりました．触れて感じ取ることがどれほど大切か，理解できるまでに10年以上を要

しました．明らかな筋萎縮は，視診だけでも十分認められますが，初期の筋萎縮や筋固縮は触れて動かさないとわからないのです．筋トーヌスの緊張感や随意動作時の筋収縮の感覚は，経験を積んで体で覚えるしかありません．これは，この後に述べる深部腱反射や徒手筋力テストについても同様ですが，経験を積んで，自分自身の金のものさしを携えたいものです．

### 3.5.1 頚椎可動域

頚椎の前後屈では後頭環椎関節（$O-C_1$）が約50%を，回旋では環軸関節（$C_1-C_2$）が約60%を担っており，上位頚椎は頚椎可動域の重要な部分を占めています．

### 3.5.2 誘発テスト

**a　Spurling test**（図3.1）[3]

頚椎を患側へ側屈，やや後屈させて頭頂部から下方へ体軸方向に両手で圧迫を加えて，患側上肢へのしびれ・放散痛が出現すれば陽性とします．頚椎症や頚椎椎間板ヘルニア，椎間孔狭窄などで陽性となるのが多く見受けられます．

**b　Jackson test**（図3.2）[4]

①頚部圧迫テスト：頚椎を伸展させ，頭頂部から下方へ体軸方向に両手で圧迫を加えるテストで，肩甲部や上肢にしびれや放散痛が出現すれば陽性とします．
②肩押し下げテスト：頚椎を片側に側屈させながら反対側の肩を下方に押し下げると，肩を押し下げたほうの上肢にしびれや放散痛が出現すれば陽性とします．

これらの検査は頚椎診察の基本的手技ですが，頚椎椎間板ヘルニアや頚椎症による高度な根性疼痛では，頚部を後屈させるだけで強烈な上肢への放散痛を認めるので，無理に行うべきではありません．また，頚髄損傷や頚椎不安定症などでも，あえて危険を冒してまで行うべき検査ではないことに留意する必要があります．

### 3.5.3 手指巧緻性の評価

頚椎症では多彩な症状を呈することが多く，はっきりとした疼痛やしびれでなくとも，症状の進行とともに具体的な生活上の不具合に気付かされるということが多いようです．その最たるものが手指巧緻性の低下です．よく聞かれるものとしては，日本整形外科学会頚髄症治療成績判定基準（JOA score）[5]の項目にもあるように，箸の使い勝手や書字・ボタンかけの拙劣，また，ポケットの中にあるものが何かわからなくなった，などがあります．しかし，これらを定量的に客観的に評価することは不可能であり，頚髄症の重症度と比較的相関する指標としては，以下の2つの

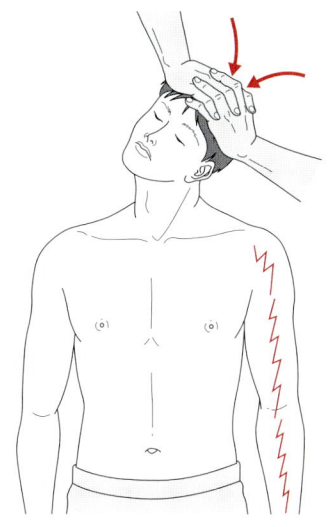

図 3.1 Spurling テスト[3].

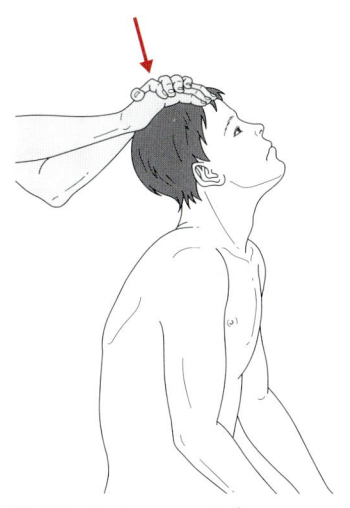

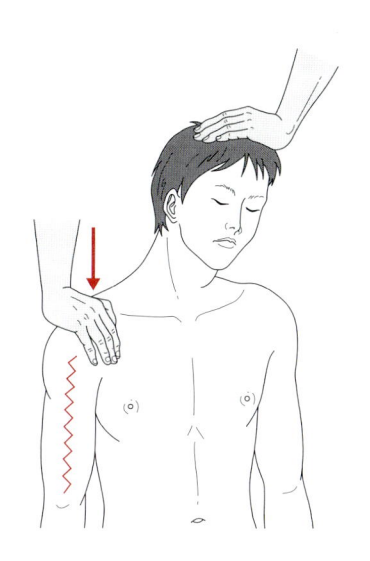

図 3.2 Jackson テスト[4].

テストがよく用いられています．

a　finger escape sign（図 3.3）[6]

　手指をピッタリとくっつけて伸展させると，小指が内転困難となり指が離れてしまう現象です．頚髄症による錐体路症状に伴い出現しますが，進行するとさらに環指も内転困難になったり，中・環・小指の伸展障害をきたしたりします．

grade 0：正常手
grade 1：両手指の伸展で小指が離れる
grade 2：伸展位で小指が内転不能
grade 3：環指も内転困難
grade 4：中・環・小指の完全伸展不能

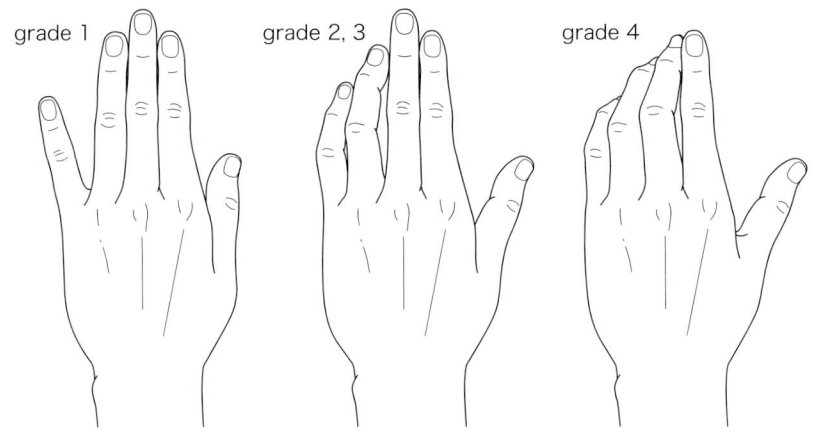

図3.3 finger escape sign. 小野ら[6]より引用.

### b　finger grip-and-release test（手の10秒テスト）

手指の完全掌握動作のくり返し，すなわち，完全なグーとパーをできるだけ速く繰り返し，10秒間で何回できるかを測定するテストです．頚髄症などで，手指の伸展・屈曲・内外転動作が障害されると回数が低下するため，定量的な評価に用い易い特徴があります．ただし，関節リウマチや変形性指関節症などの明らかな手指変形がある場合は，評価テストに適しません．一般に，25回以上であれば正常で，20回以下では異常という大まかな指標がありますが，実は加齢とともに，健常者であっても可能回数は明らかに低下することを十分考慮する必要があります．立原らの報告[7]によると，健常者の年代別カットオフ値は，30歳代：24回，40歳代：23回，50歳代：21回，60歳代：17回，70歳代：16回，80歳代：15回であり，頚髄症患者では全年代でこれらのカットオフ値を明らかに下回っています．

## 3.6　神経学的診察

頚椎疾患における神経学的高位診断には，「知覚」「筋力」「反射」は三種の神器とも言えるほど大切です．まだ若手のドクターから回ってくる患者のカルテを見ると，「頚椎症性脊髄症だと思います」とか，「$C_{5/6}$あたりのヘルニアだと思います」といった記載をよく目にします．もちろんその根拠がしっかりと記載されているのならよいのですが，多くは「知覚」「筋力」「反射」の所見がいい加減で，「何とな

くそんな感じではないでしょうか？」といった具合です．

　患者から「首が痛い」と言われれば，筋肉性なのか，骨性なのか，神経性なのかと病態を考えるのに，これに「上肢のしびれもある」が追加されると，「ヘルニア？それとも神経根症？」と，すぐに疾患を当てはめようとする傾向があります．「知覚」「筋力」「反射」の所見が十分に取れて初めて，どこに原因があるのか，どのような病態になっているのか推測がつき，その後に画像や生理機能検査などの補助診断を行い，最終的に総合結果としてつけるのが疾患名です．短絡的に確定診断を下そうとするのではなく，どのような根拠に基づいて，どこに問題があり，どのような病態になっているのかを常に考えることが大切です．

　ここでは，「知覚」「筋力」「反射」の各検査におけるポイントを中心に述べます．

### 3.6.1　筋　力

　徒手筋力検査は，整形外科のみならずリハビリ科や神経科においても，また身体障害者申請にまで広く使用されている検査です（表3.1）．

　0〜5までの6段階に分けられていてわかり易いのですが，実際には検者個人の主観がかなり入ってしまい，特に「4」前後の評価が難しいのです．「ある程度の抵抗」とか「強い抵抗」とは，いったいどの程度のものなのかと，研修医時代，随分悩んだものです．今でもその明確な答えは得られていませんが，私なりの大まかな見方として，以下のような指標を考えています．

　それは，「日常生活において四肢の動作に問題なく，掃除や運搬などの日常的な力仕事をしてもまったくいつもどおりである」ことを確かめ，他覚的にも生活上十分と思われる筋力と可動域を有しているものを「5」の指標としているのです．筋力「5」と「4」の境界は難しいところですが，たとえば「3ヵ月前と比べると，棚の上に物を置くのがつらくなった」とか，「買い物をしても，以前ほど重たいものを持って帰れなくなった」など，生活上の具体的な作業の効率低下を明らかに感じるような筋力低下は，重力に十分打ち勝てても「強い抵抗」に打ち勝つには不十分と考え，「4」とするのを指標としています．

表3.1　徒手筋力検査

| 5 | normal（正常） | 強い抵抗を加えても重力に打ち勝って関節を動かすことができる |
| 4 | good（優） | ある程度の抵抗を加えても重力に打ち勝って関節を動かすことができる |
| 3 | fair（良） | 抵抗を加えなければ重力に打ち勝って関節を動かすことができる |
| 2 | poor（可） | 重力を除けば関節を動かすことができる |
| 1 | trace（不可） | 関節を動かすことはできないが筋肉の収縮はみられる |
| 0 | zero（ゼロ） | 筋の収縮はまったくみられない |

なお，徒手筋力検査では，正しい体勢で検査しないと主動作筋以外の筋肉が代償性に作用することがあります．診察のたびに違う体勢で検査すると正確な評価ができなくなるので，常に一定した正しい検査法を行えるよう身につけておかねばなりません．また，いくら検査であっても，動作によって疼痛が増強するような場合は，当然のことながら正確な評価はできませんので，無理強いしてはなりません．

ヒステリーや詐病では，極端な筋力低下を示すことがありますが，これは意図的に力を入れない場合もあるので，検者は被検筋を十分に触知しながら筋収縮の状態を確認することが大切です．

### 3.6.2 反　射

本来，反射弓の原理および高位を理解しておくことが必要不可欠です．大まかな反射図を図3.4に示します．

一般に，反射弓レベルより高位の上位運動ニューロン（1次ニューロン）の障害であれば深部腱反射は亢進し，反射弓レベルにおける下位運動ニューロン（2次ニューロン）の障害であれば，低下します．当然のことながら，実際にはそううまくいかないことが多いのですが，少なくとも病巣部の大まかな「あたり」をつけるのには役立ちます．反射の診方については若干の相違があるかと思いますが，基本的に私は多くの場合，上肢反射を診る場合は座位で対面位とし，体幹・下肢を診る場合は仰臥位としています．被検者を十分リラックスさせ，力を抜かせることが最も大切ですが，実際には「力を抜いて楽にしてください」と言って手を持つと，「はい，どうぞ診てください」と言わんばかりに上肢に力を入れて差し出す人が大部分です．上肢にしろ下肢にしろ，うまく力が抜けるとその重みが検者の手にズッシリ

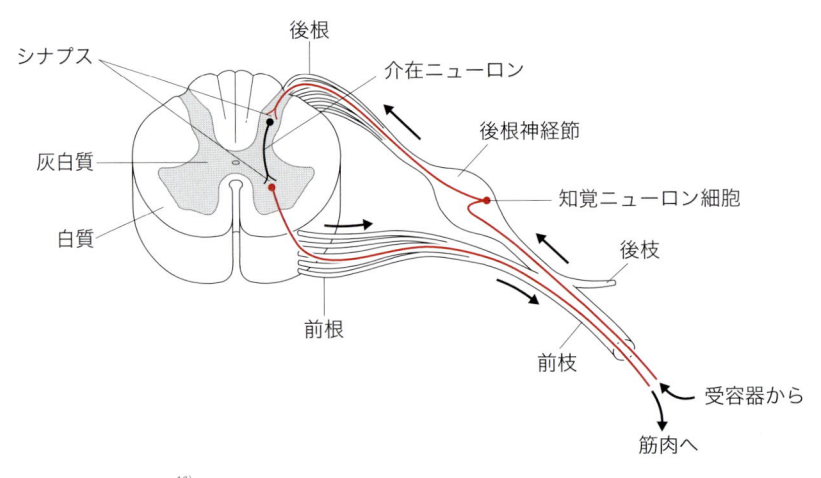

図3.4　反射経路 [16].

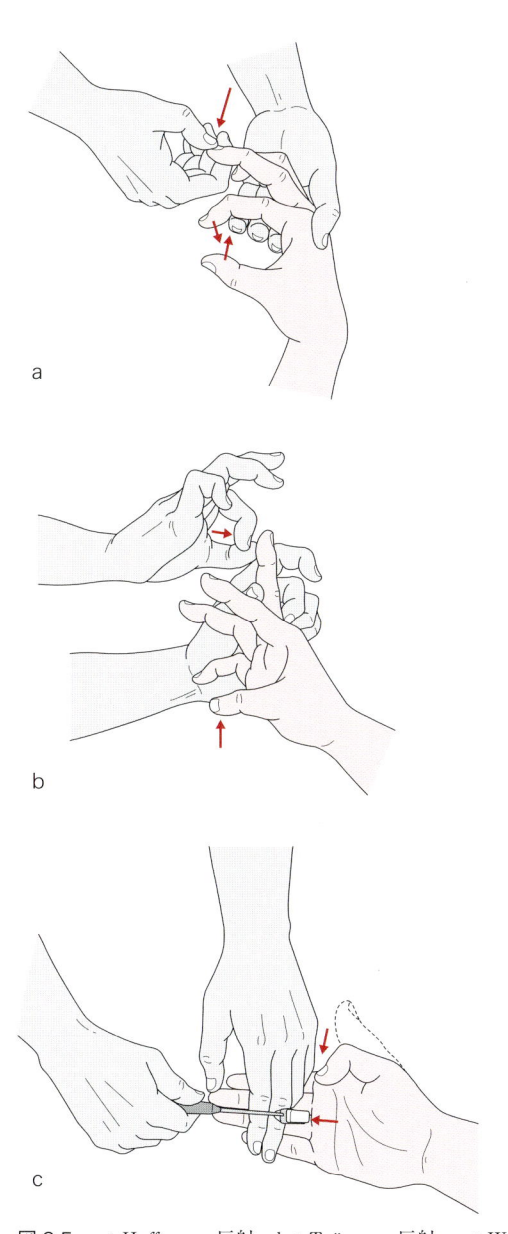

図 3.5　a：Hoffmann 反射，b：Trömner 反射，c：Wartenberg 反射[17].

と感じられるので，ダラーンとなったことを確認してから検査を行います．
　一般的に腱反射は，亢進・正常・低下・消失の4段階に分けて評価します．ここでもよく問題となるのが，「どこまでが正常と言えるのか」または「どのくらいで亢進と言えるのか」です．よく若年者などで四肢の腱反射すべてが亢進傾向である人を見かけますが，これは正常の範囲内でしょうし，また，長期の糖尿病患者では，四肢の腱反射すべてが低下傾向を認めることも少なくありません．それではいった

い，正常・低下・亢進の境界はどのあたりなのでしょうか？

　まずは，正しい検査法を身につけてから，できるだけ多くの正常例の反射を経験し，大まかな正常の程度とばらつきを体得することが必要です．そのうえで，徐々に自分の感覚を磨いていけばよいと思いますが，私の独断と偏見に富んだ1つの指標を，参考までに記載しておきます．まず，打腱器を使わずとも指ではじくだけで十分反応する場合，本来叩く腱部ではなく筋腹を軽く叩いても過剰に反応する場合，また，叩いて収縮反応を示す筋よりも中枢側の筋肉まで同時に「ビクッ！」と反応してしまい四肢が動いてしまうような場合は，まず「亢進」と考えてよいと思います．

　反射を診る際は，必ず筋肉そのものに触れて，その筋肉の収縮具合やスピードを感じ取ることも大切であり，同時に筋萎縮や筋固縮がないか，また左右差がないかを確かめます．うまく力が抜けず反射が出ない場合でも，触診上では意外に筋収縮を感じ取ることが可能ですが，本当に低下してくると，外観上だけでなく触診上でも筋収縮が触知困難になってきます．

　日常よく用いられる上肢の病的反射として，Hoffmann反射，Trömner反射，Wartenberg反射があり（図3.5），どれも反射高位はおおむね$C_7$-$Th_1$でほぼ同様の意味を持ちますが，最も信頼性が高いのがHoffmann反射であり，頚髄圧迫病変に対する感度は58％で特異度は78％であったという報告[8]があります．また逆に，頚部痛や上肢しびれなどの神経学的異常所見はないが，Hoffmann反射が陽性であった患者の94％にMRI画像上で頚髄の圧迫所見を認めたとする報告[9]もあります．つまり，MRI画像上で頚髄の圧迫所見を認め，Hoffmann反射が陽性だとしても，必ずしも頚髄症を発症しているとは言い切れないことに注意すべきです．また，まったくの健常者でも比較的若年者では両側陽性を呈することが時々ありますが，片側のみの陽性は年代に関わらず病的な意味合いを疑うべきと考えられます．Hoffmann反射の手技ポイントとしては，十分に手の力を抜かせて，爪をはじくときに「パチン！」と，はっきり音が聞こえるように，ある程度の勢いをつけて弾くことです．

### 3.6.3　知　覚

　神経学的診察のなかでは最も客観性に欠けるためか，若手ドクターのなかでは最も不得意な検査であるように思えます．患者本人の訴える「しびれ感」と，検者が他覚的に認める「知覚障害」が一致しないことが多く，すでにそこから閉塞感が始まり，迷宮に入っていきます．触覚検査では「知覚過敏」なのに，温痛覚の検査では「知覚鈍麻」になってしまうことは少なからずあり，さらにどちらも「知覚異常」で，本人しかわからない感覚をこれ以上どう分けろと言うのか？　などと考えると深みにはまっていくばかりです．

　知覚検査を理解するには，どうしてもその伝達経路を理解することが必要不可欠です．よく見る大まかな伝達経路図を図3.6に示します．実はこれでもまだ十分な

ものとは言えず，年代や本によっても若干の相違がありますが，臨床家にとっては最低限覚えておくべきものです．

まず，後根から入ってくる感覚受容器からの信号のうち，温痛覚は対側の脊髄視床路を，さらに触覚の一部は前脊髄視床路を上行しますが，これら2つの索路は外側から層状に仙髄・腰髄・胸髄・頚髄の順に，支配線維が配列しています．一方，振動覚や位知覚，圧覚などの深部固有知覚は，後根から入った信号がそのまま同側の後索を上行しますが，こちらは中心部から外側に向かってやはり層状に仙髄・腰髄・胸髄・頚髄の順に支配線維が配列しています．この基本原理に基づけば，脊髄片側のみの障害であれば障害側の錐体路と深部固有知覚が障害され，対側の温痛覚障害が生じ，解離性知覚障害を呈するBrown-Sequard症候群の病態を理解することができると思います．同じように，脊髄内の障害部位・範囲・程度によって様々な知覚障害を生じるわけであり，これらのいくつかの例を図3.7に示します．

もちろん，実際にはこれほどきれいに知覚障害が現れるわけではありません．あくまで知覚障害の状態から脊髄の障害状況を推測する一手段として，理解してください．

また，高位診断には，皮膚髄節（dermatome）[10]を記憶しなければなりません．このdermatomeについては諸説紛々あり，報告者によっても若干の相違があり，どこまで信頼性が高いかは判断しかねるところですが，とりあえず知っていなければ話になりません．言うまでもなく，人の体表感覚には単根支配領域などなく，このdermatomeもやはりあくまで「あたり」をつけるための一指標としてとらえるべきと思われます．私の経験では，胸髄では障害部位よりも，もう2～3髄節下方から知覚障害が出現していることが多いように感じられます．

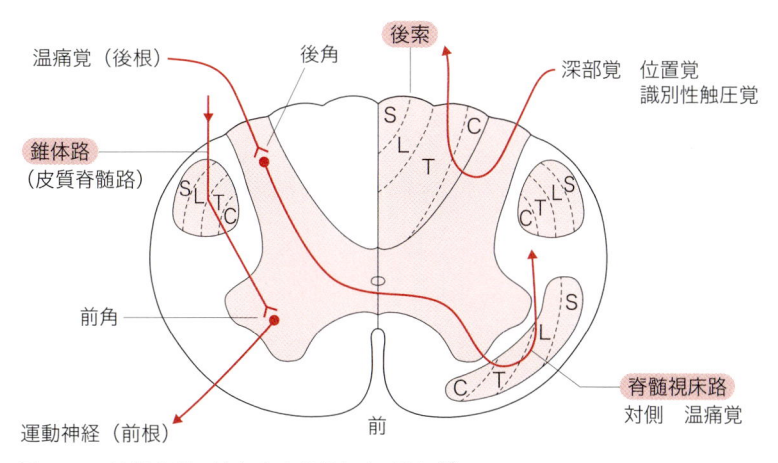

図3.6 下行性経路（左）と上行性経路（右）[18]．

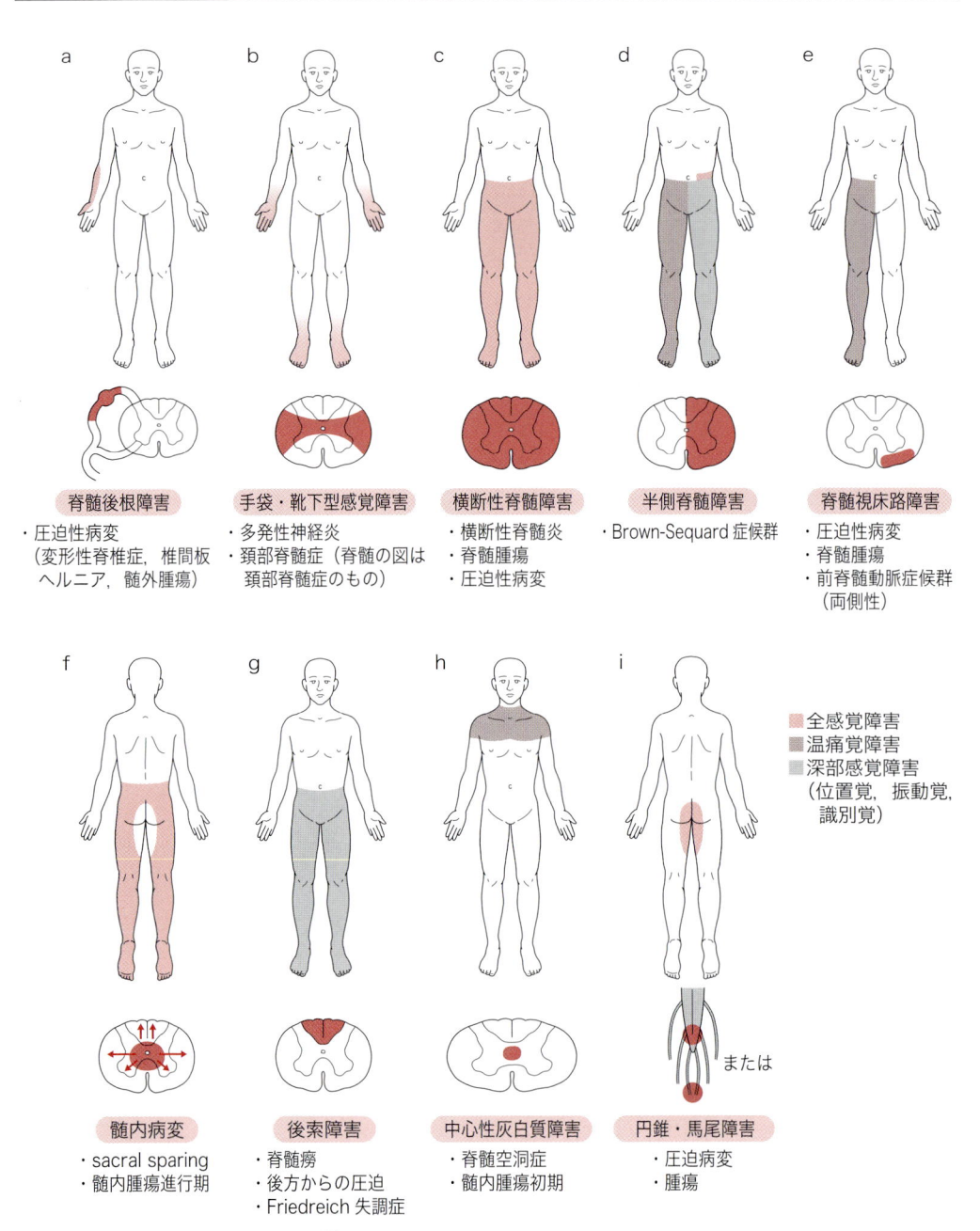

図 3.7 脊髄の障害部位と知覚障害[19].

a 脊髄後根障害
・圧迫性病変
　（変形性脊椎症，椎間板ヘルニア，髄外腫瘍）

b 手袋・靴下型感覚障害
・多発性神経炎
・頚部脊髄症（脊髄の図は頚部脊髄症のもの）

c 横断性脊髄障害
・横断性脊髄炎
・脊髄腫瘍
・圧迫性病変

d 半側脊髄障害
・Brown-Sequard 症候群

e 脊髄視床路障害
・圧迫性病変
・脊髄腫瘍
・前脊髄動脈症候群（両側性）

f 髄内病変
・sacral sparing
・髄内腫瘍進行期

g 後索障害
・脊髄癆
・後方からの圧迫
・Friedreich 失調症

h 中心性灰白質障害
・脊髄空洞症
・髄内腫瘍初期

i 円錐・馬尾障害
・圧迫病変
・腫瘍

■ 全感覚障害
■ 温痛覚障害
■ 深部感覚障害（位置覚，振動覚，識別覚）

## 3.7　神経学的高位診断

　　今まで行ってきた，問診・視診・触診・運動診・神経学的診察の結果を総合して，まず，疾患名ではなく，どこに問題のある症状なのかを推測し，それを裏付ける画

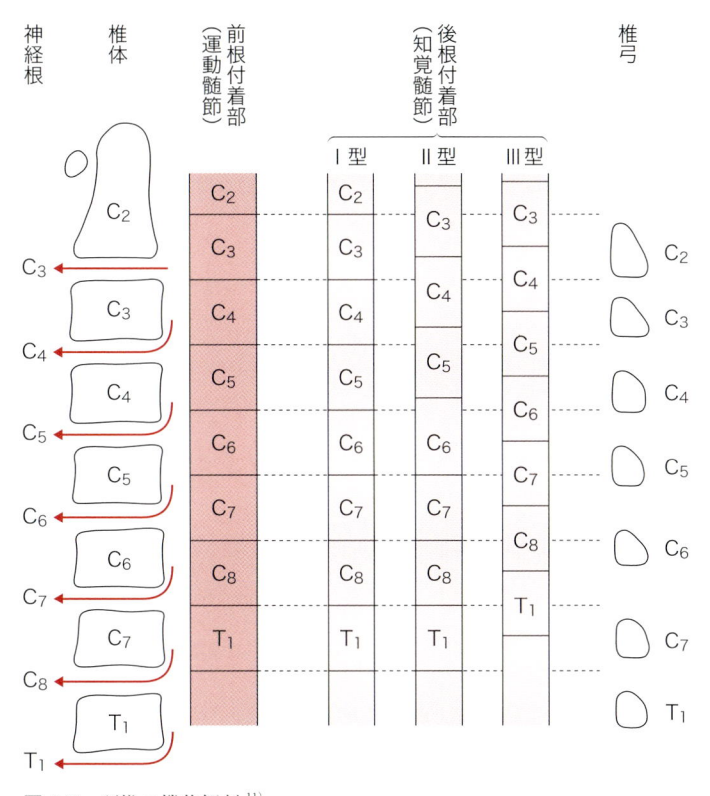

図3.8 頚椎の機能解剖[11].

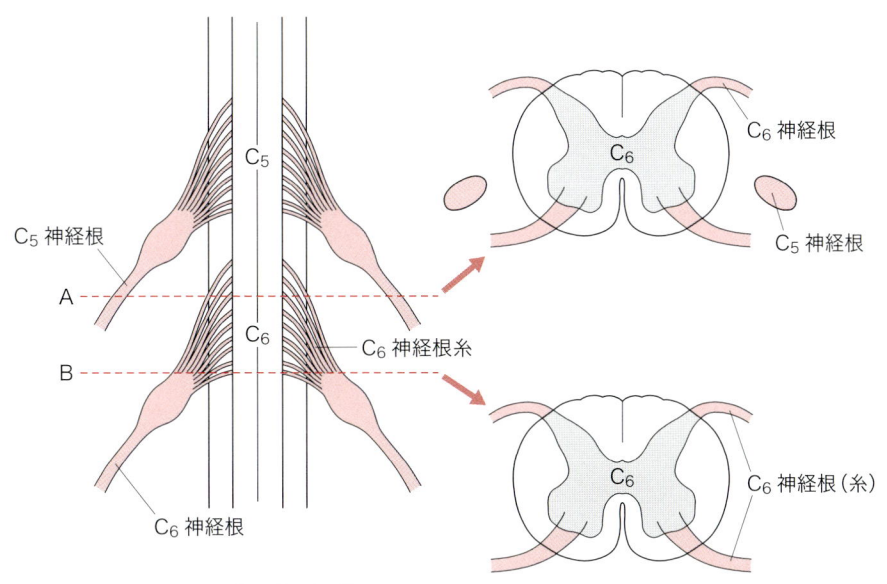

図3.9 頚椎における髄節と神経根[12].

像検査や生理学的検査を行うことになります.

　頸椎疾患における責任高位診断を考える際,きわめて重要な頸椎・頸髄の機能解剖を模式化した図（図3.8）[11]は,多くの教科書に引用されています.

　ここで大事なことは,ヘルニアなどの圧迫所見がある場合,圧迫高位における神経根症状と髄節症状には高位の差が生じることを理解することです.その理由を理解するには,図3.9に示すような神経根と髄節の解剖学的な位置関係[12]を把握することです.

　図3.10,図3.11は,国分らが報告した,頸椎症をきたす責任椎間板高位決定の指標と頸椎症性神経根症の高位診断指標[13]です.当たり前の話ですが,同じ高位の障害でも病態によって髄節症状と神経根症状ではこれだけ違うわけであり,さらにややこしいのは,これらが混在する場合が決して少なくないということです.ですから,正確な責任病巣の決定にはどうしても正確で詳細な理学所見が必要であり,逆に診察に自信がないとどうしても画像に頼ってしまいがちになります.

　もっと大胆に,頸椎の神経根障害を高位別にまとめると,表3.2のようになります.これはあくまで今までの結果を大まかにまとめたものであり,まずは覚えるという意味では便利かもしれません.しかし逆に,若手のドクターたちはこの表から覚えていってしまうため,この表に当てはめて診断を急いでしまうのではないかと思います.

　脊髄疾患における神経学的検索では,客観性に欠けるものが多く,正直なところ言葉ではうまく言い表せない評価も少なくありません.だからこそ,基本を十分に理解し,多くの経験を積み,画像診断や生理学的検査などと合わせ,総合的な判断ができるように努めることが大切であると思います.

（文責：東京医科大学整形外科　田中英俊）

|  | $C_{3/4}$ | $C_{4/5}$ | $C_{5/6}$ |
|---|---|---|---|
| 腱反射 | 上腕二頭筋腱反射↑<br>100% | 上腕二頭筋腱反射↓<br>63% | 上腕三頭筋腱反射↓<br>85% |
| 筋力 | 三角筋↓<br>83% | 上腕二頭筋↓<br>71% | 上腕三頭筋↓<br>79% |
| 知覚障害 | 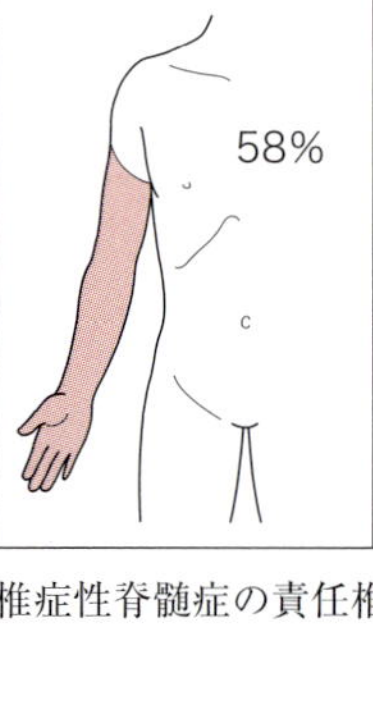 58% | 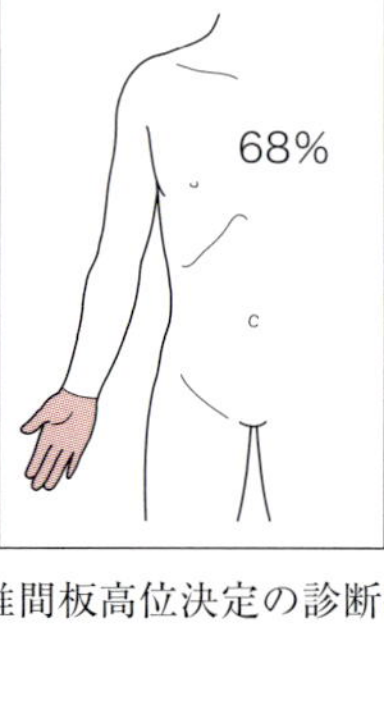 68% | 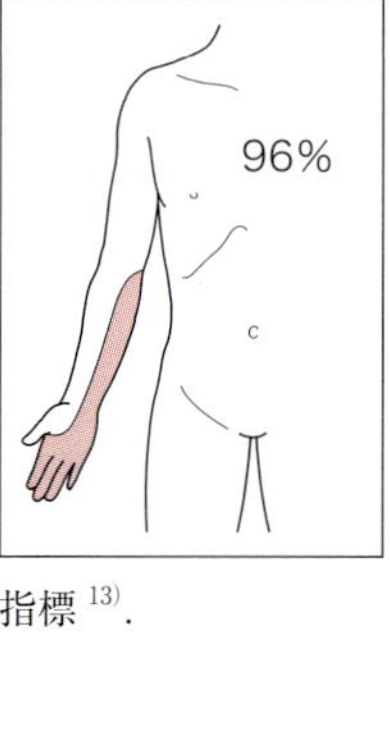 96% |

図3.10　頸椎症性脊髄症の責任椎間板高位決定の診断指標[13].

| 椎間板高位<br>神経根 | $C_{4/5}$<br>$C_5$ | $C_{5/6}$<br>$C_6$ | $C_{6/7}$<br>$C_7$ | $C_{7}/T_1$<br>$C_8$ |
|---|---|---|---|---|
| 腱反射 | （上腕二頭筋腱反射↓↓） | 上腕二頭筋腱反射↓ | 上腕三頭筋腱反射↓ | （上腕三頭筋腱反射↓） |
| 筋力低下 | 三角筋↓<br>（上腕二頭筋↓） | 上腕二頭筋↓ | 上腕三頭筋↓ | （上腕三頭筋↓）<br>小手筋↓ |
| 知覚障害 | 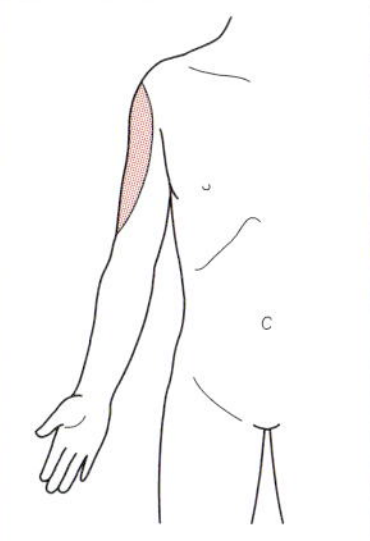 | 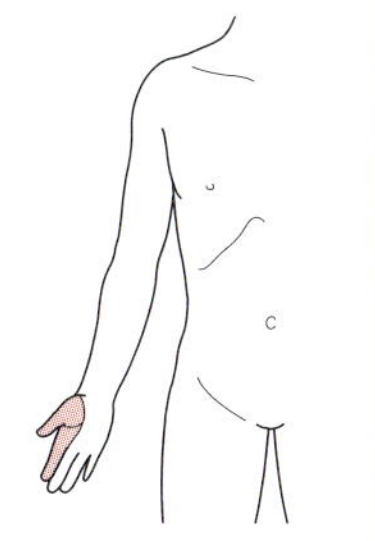 | 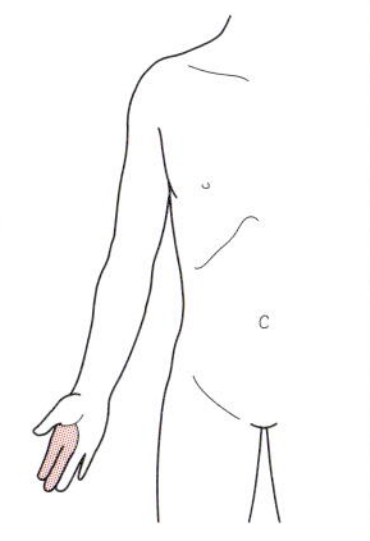 | 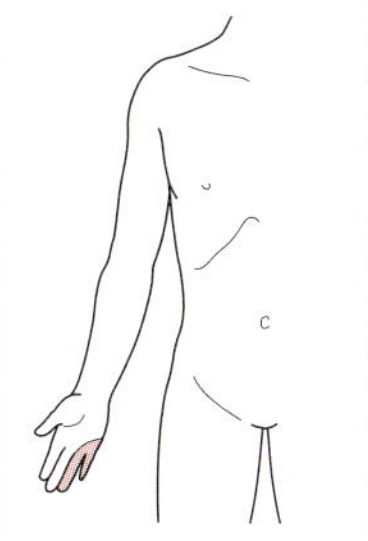 |

図 3.11 頚椎症性神経根症の診断指標[13].

## 3.8 重症度の評価

　診断が確定した後に重要になるのは，その重症度の判定です．頚椎疾患の多くは症状の重症度によって治療方針が大きく変わりますから，これまでにも疾患ごとに様々な評価基準が考案されています．疼痛の程度に関しては，様々な pain scale が用いられ，脊髄症の重症度判定では Nurick score[14] や日本整形外科学会の頚髄症治療成績判定基準（JOA score）[5] などが古くから用いられてきました．これらの順位尺度（ranking criteria）を用いた評価は通常，医療者側が判定してきました．

　しかし今日の医療では，医師や医療スタッフだけで治療を進めるのではなく，患者が主役であるとの認識が重要視されています．したがって，診断の時点あるいは治療効果の評価において，医師と患者が共通の評価基準を用いて客観性の高い評価を行うことが望ましいと考えます．治療計画を見直したりあるいは治療を終了する際にも，治療効果の判定に対し共通認識を持つことは重要です．医療の現場においては，

表 3.2 頚椎の神経根障害

| 障害神経根 | 筋力低下 | 知覚障害 | 反射神経 |
|---|---|---|---|
| $C_1$, $C_2$ | 頚部屈曲・伸展 | 頭頂部，後頭部 | なし |
| $C_3$ | 頚部側屈 | 頚部 | なし |
| $C_4$ | 肩挙上 | 肩部，鎖骨上前胸部 | なし |
| $C_5$ | 肩外転 | 上腕外側 | 上腕二頭筋反射消失（低下） |
| $C_6$ | 肘屈曲，手関節伸展 | 前腕橈側〜手橈側部 | 上腕二頭筋反射低下<br>腕橈骨筋反射低下 |
| $C_7$ | 肘伸展，手関節屈曲，手指伸展 | 手掌中央部 | 上腕三頭筋反射低下 |
| $C_8$ | 手指屈曲，母指伸展 | 手尺側部 | なし |
| $T_1$ | 手指開閉 | 前腕尺側部 | なし |

医師が良くなったと思っていても患者はそう思っていないことは多々あります．そこで最近では，患者立脚型の評価法が汎用されるようになってきました．疼痛に関しても，患者自身に評価を委ねる visual analogue scale（VAS）を用いた評価が多用されています．症状を有しているのは患者ですから，その患者自身が重症度を評価することは合理的だと思われます．しかし，評価の尺度が1人1人バラバラであることと，患者の体調や気分によって評価が大きく変動するなど，客観性や再現性に乏しいという欠点があります．そこで私が重視しているのが，次に述べるパフォーマンス・テストです．

### 3.8.1 パフォーマンス・テスト

患者に特定の運動を行わせ，それを点数化して客観的かつ定量的に身体機能を評価するのがパフォーマンス・テストです．小中学生の頃，懸垂や踏み台昇降などで体力測定を受けたことを記憶している方も多いと思いますが，これらがまさにパフォーマンス・テストです．診断が遅れがちになる頸部脊髄症で重視されており，最も有名なのが手の10秒テストとして知られる手指屈伸10秒テスト（finger grip-and-release test）でしょう．手指のパフォーマンス・テストにはコインテストや簡易上肢機能検査あるいはリーチング運動解析など様々なものがありますが，手指屈伸10秒テストはまったく器具を必要としないきわめて簡便なテストであるため，自宅で患者自身が行える大変便利なテストの1つとして広く普及しています．一般に本テストの結果が20回未満となった場合には注意が必要とされています[5]．このテストの有用性については多くの論文で証明されていますが，完全伸展できた回数を正確に数えないと誤った評価となってしまう点には注意が必要です．一方，下肢のパフォーマンス・テストに関しては，往復30 mの歩行に要する時間と歩数を計測する simple walking test が有名ですが[6]，歩行不能あるいは転倒の危険がある患者には施行できない欠点があります．また，下肢の変形性関節症を有することが多い高齢者においては，その影響を少なからず受けると推察されます．比較的安全なものとして，片脚立位バランステストや足タッピング・テスト（foot tapping test）[7] などもありますが，これらの能力がどの程度まで脊髄機能を反映しているかは疑問です．私は1辺30 cmの三角形の頂点を10秒間に何回ステップできるかを計測する3点ステップ・テストを考案し，多数の脊髄症患者に臨床応用してきました．本テストは椅子に座って行うため，歩行不能や転倒の危険が高い患者にも安全に施行でき，ごまかしが

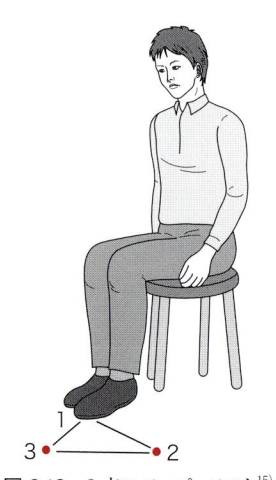

図 3.12　3点ステップ・テスト[15]．

ききにくい再現性の高いテストです．他のパフォーマンス・テストと同様に年齢による影響を考慮する必要がありますが，本テストの結果が20回以下となる場合には脊髄症を強く疑います．手の10秒テストと同様に特別な器具を必要としないため，自宅で簡便に行うことができます．また，症状の左右差についても評価可能であり，診断および治療効果の判定に大変有用です．

## 3.9 画像診断

自然の加齢過程は，頚椎の変性性変化にも例外なく関連しています．これらの変化は，この変性過程と結びついた一連の画像的変化に関連していて，40歳以上のほとんどの人は頚椎X線像に脊椎症性変化があるにもかかわらず，その大部分のものは無症状です．画像上の頚椎症と臨床症状の出現との間の関係は，ほとんど明らかになっていないといえます．頚椎に変性のある患者は軸性あるいは皮膚髄節に疼痛を認めるかもしれないし，一方で神経系の圧迫に関連する多くの症状を訴えるかもしれません．神経が圧迫されることで臨床症状が引き起こされ，脊髄が直接圧迫されると脊髄症，単一の神経根が圧迫されると神経根症，脊髄と神経根が組み合わせて圧迫されると脊髄神経根症を呈します．変性性変化は，最も一般的には$C_{5-6}$高位に見られ，次いで$C_{6-7}$に見られます．分節性の動きが増すと，その分節により高い確率で脊椎症性変化が起こると考えられます．比較的若い人では，大きな中心性の椎間板ヘルニアでも脊髄症を呈する可能性があり，高齢者の画像にある椎間板腔の狭小，椎間関節や鉤椎関節の骨棘，椎体骨棘，黄色靱帯の肥厚などは，おそらくは病的でなく生理的な退行性変化によるものと言えます．一方で頚髄症の診断が遅れるのは，一般的に主症状の多くは痛みが少なく漠然とした性質であり，知らない間に症状が発症しているからです．適切な画像診断を行い，神経症状の原因を明確にする必要があります．脊髄症患者の治療法の選択肢を考える際に，X線学的検査は，有益な情報を与えてくれます．軽い脊髄症の症状がある患者は，画像検査で脊柱管が狭かったり，脊髄萎縮があったり，脊髄軟化に一致する脊髄信号変化があったり，頚椎に後弯変形があったりすると，手術的治療の適応となります．これらの画像所見のいくつかは臨床症状や外科的治療成績に関連しないものもありますが，一般的に脊髄圧迫が著しければ著しいほど脊髄は危険にさらされていることを示唆していると考えています．

### 3.9.1 X 線

X線撮影は，骨の状態を知るのに重要な情報を与えてくれます．骨組織を扱う整形外科では最も基本的な検査であり，骨の形態や椎体骨の微細な変化，骨密度な

a  b

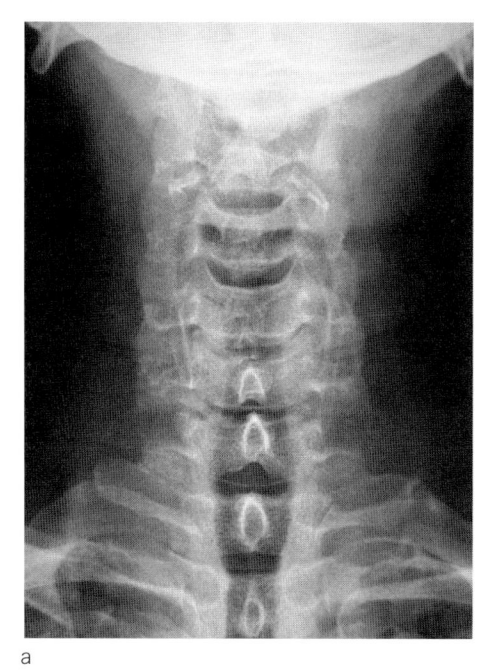

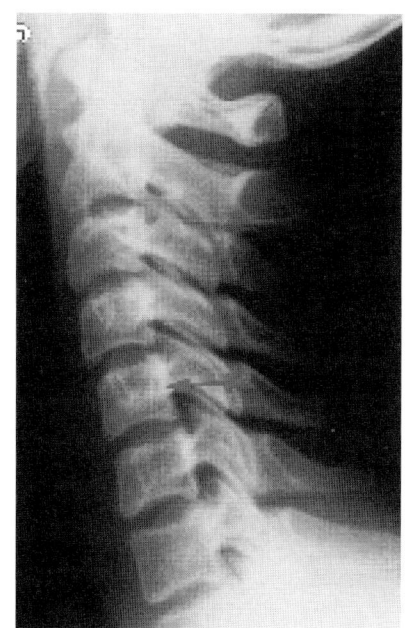

図 3.13 頸椎 X 線正面（a）と側面（b）．

どを見るのに適しています．単純 X 線写真上では，正面では，脊椎，棘突起の配列，椎弓根などを観察し（図 3.13a），側面で脊椎配列，椎間板の高さなどを観察します（図 3.13b）．頸椎 X 線像の異常所見として頸椎直線化あるいは後弯の存在がしばしば指摘されますが，正常ボランティアによる正常頸椎配列の研究によると前弯型

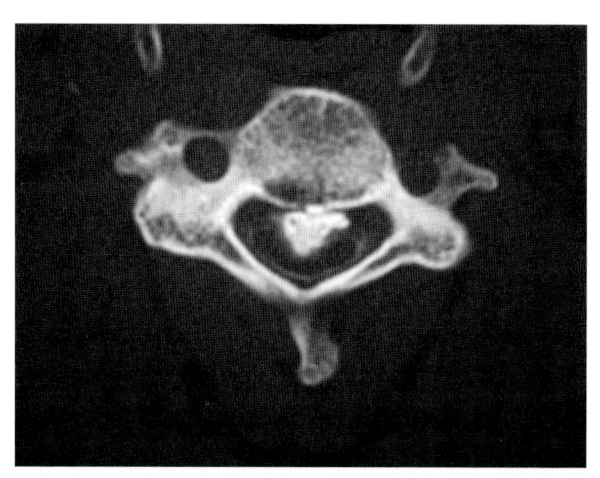

図 3.14 OPLL を描写する CT．

47.5%,非前弯型 52.5%であるという報告もあります.正常な頚椎では,脊髄に対して適当な余裕があります.$C_3$ 高位から $C_7$ 高位までの脊柱管前後径はおおよそ 17〜18 mm で,前後径が 13 mm 以下であると狭窄とみなされます.しかし,変性変化が起きてくると有効脊柱管は減少し,外部からの圧迫や脊髄への血流供給の変化により脊髄症を引き起こします.

### 3.9.2 CT

CT は,人体組織の X 線吸収に差があることを利用して,細かい X 線の吸収係数をコンピューターで計算して画像を作ります.特に横断面を見るのに適していますが,近年のヘリカル CT では自由な断面を見ることができます.MRI ではわかりにくい,神経圧迫病変の形態と性状を知ることができます.脊髄造影後の CT は手術前検査として有用で,骨性の圧迫要素を知ることができます(図 3.14).

### 3.9.3 MRI

脊椎,脊髄疾患の診断において,単純 X 線の次に行われることが多い検査です(図 3.15).CT ではおもに骨に関する情報を得られるのに対し,MRI では,神経,椎間板,骨髄の情報を得ることができます.特に,神経根の圧迫部位を検索するには必要な検査です.椎間板ヘルニア,頚髄症,脊椎,脊髄腫瘍や炎症性疾患を見るの

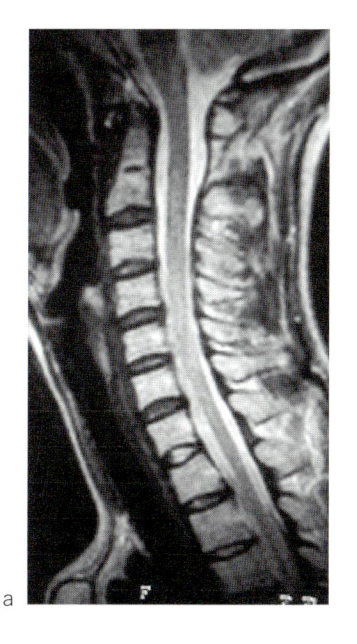

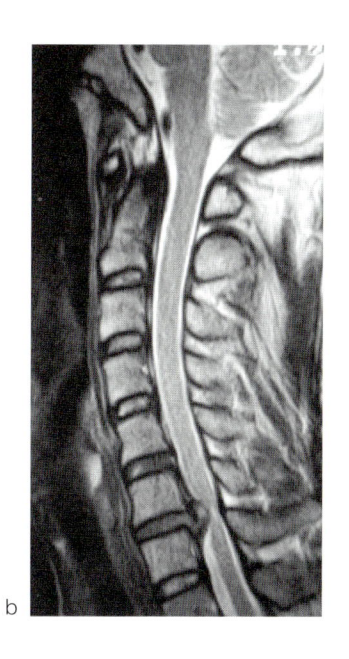

図 3.15 MRI. a:正常,b:椎間板ヘルニアと髄内輝度変化.

にすぐれています．しかし，画像上の変化は加齢性の変化で病的なものではないことも多いので，注意が必要です．腰椎においては，60歳以上では実に1/3の人に椎間板ヘルニアが存在し，80%近くの人に椎間板の膨隆が見られると報告されています．頚椎後縦靱帯骨化症（OPLL）や頚髄症の狭窄部分に発生するMRI T2強調像における髄内輝度変化の成因・意義については不明な点が多くあります．私たちのデータによると，OPLL患者のうち外傷歴がなく，術前MRI T2強調像にて髄内高輝度変化を認めた25例（男性19例，女性6例）では，MRI輝度変化部位が最狭窄部より中枢に存在したのは4例，末梢は10例，両側は3例で，輝度形態は，点状型7例，帯状型10例でした．MRI T2髄内輝度変化は一過性の浮腫，髄内出血，microcyst，壊死など様々な変化を描出しており，特異的な病態を表しているわけではないと考えられています．OPLLの髄内輝度変化発現には，これまで静的因子と動的因子の関与が指摘されていますが，輝度変化の形態の意味は現在明らかにされていません．

### 3.9.4　脊髄造影

脊髄を包んでいる膜と膜の間（くも膜下腔）に造影剤（画像診断において，コントラストをつけたり特定の組織を強調したりするための薬剤）を注入し，X線撮影やCT撮影を行い，脊髄腔内部の狭窄の有無や占拠性病変の有無を調べるのに使用します（図3.16）．脊髄造影では，前後屈などの動きによる圧迫の変化を知ることができます．

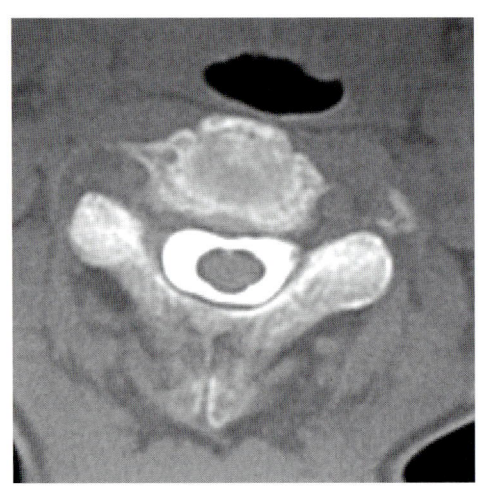

図 3.16　脊髄造影後 CT．

図 3.17　神経根造影．

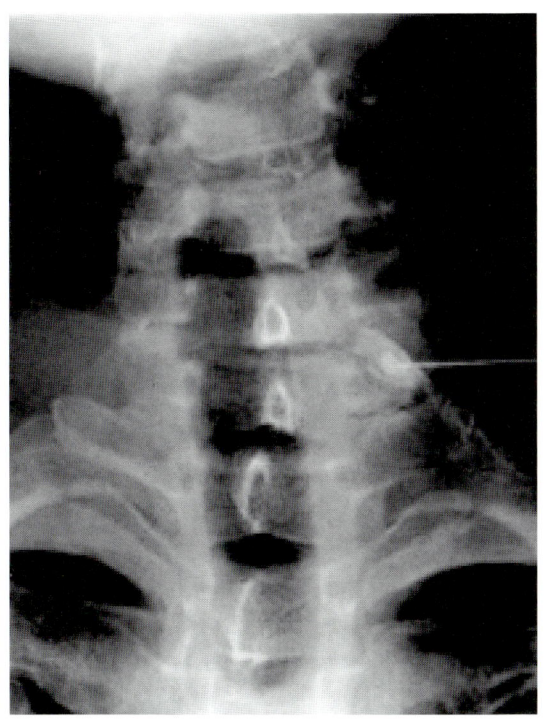

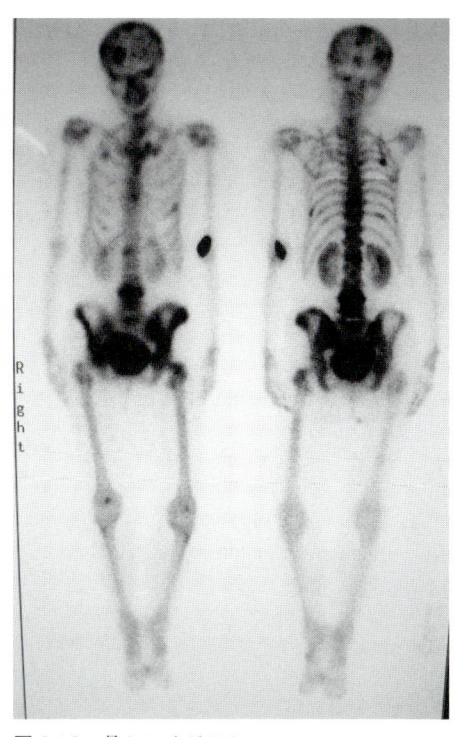

図 3.18　骨シンチグラム．

### 3.9.5　神経根造影

痛みは他人からは見ることができませんが，この検査ではどの神経が原因で神経痛が起こっているのか，当該神経に針をさして確認します．腕に広がる神経痛があるとき，その神経の根元である神経根に針を刺入して痛みを起こし，どの神経が原因かを見極めます．さらに，造影したあとに麻酔薬を注入して，痛みがなくなるかどうか（ブロック効果）を観察し，画像的診断の他に痛みの源の実際を調べることができます（図 3.17）．圧迫の強い部分が必ずしもいちばん痛みを感じる場所ではないこともあるので，大切な検査です．

### 3.9.6　骨シンチグラム

放射性物質を血管内に注射して，ガンマカメラという特殊な機械で骨の代謝が活発な部分を撮影するのが骨シンチグラムです．がんの転移，炎症性疾患などを全身にわたって検索する検査として大切です（図 3.18）．特に脊椎に腫瘍が転移した可能性がある場合は，その転移がどこにあるかを一度に全身で検索できるので，有用です．しかし，急速な溶骨性がん転移や多発性骨髄腫，肺小細胞癌などの骨代謝

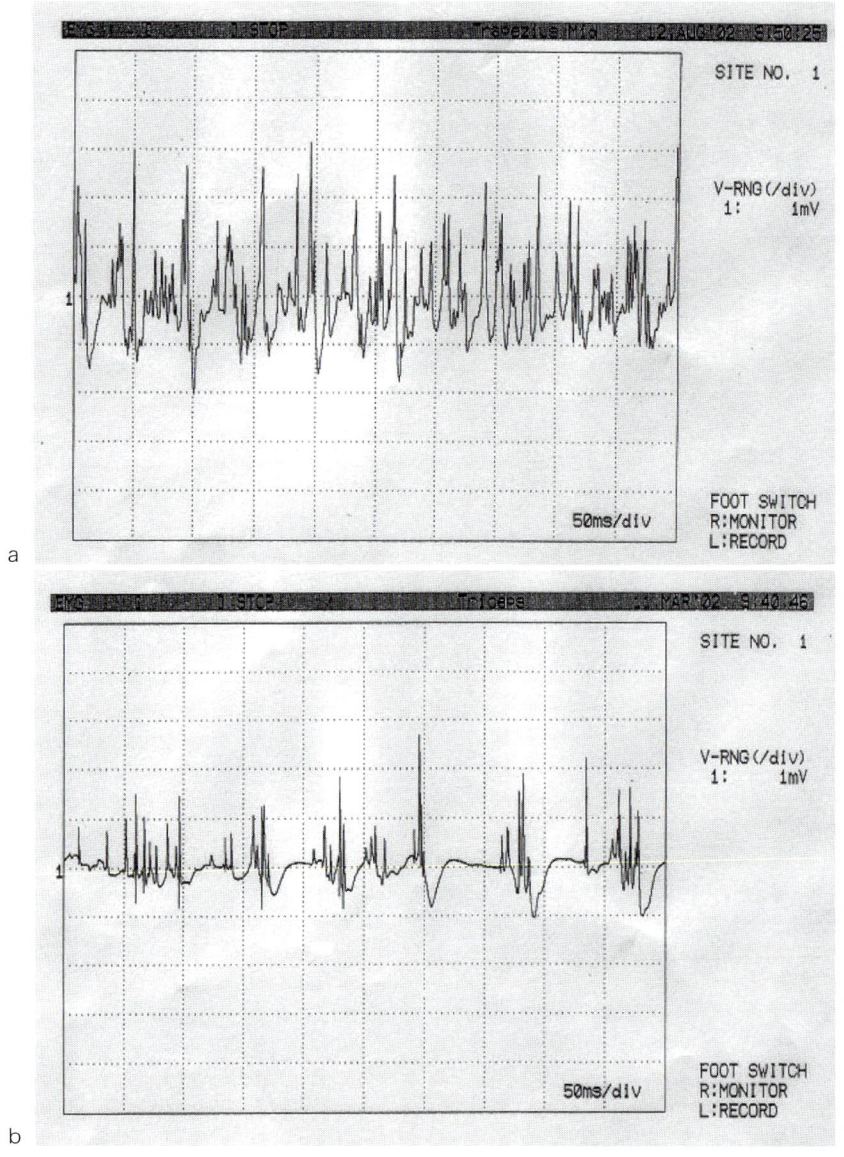

図 3.19 筋電図. a：正常筋電図, b：神経原性異常波形（干渉波の減少と多相性高振幅電位の出現）.

の少ない特殊ながんでは描出困難であり，また外傷や炎症などの良性疾患でも陽性になるため，鑑別が必要となります．

### 3.9.7 筋電図，体性感覚誘発電位(SEP)，運動誘発電位(MEP)

運動系機能を観察するためには，筋電図，運動神経伝導速度（MCV），運動誘

発電位（MEP）が利用され，知覚系を検査するためには知覚神経伝導速度（SCV），体性感覚誘発電位（SEP）がよく利用されます．

筋電図は，正常では静止時には無電位（electrical silence）であり，静止時に放電があれば神経筋系の疾患が考えられます．健常人は随意収縮によって，筋内に電位を生じますが，それは神経筋単位（neuromuscular unit: NMU）が電位を示しているためで，収縮を強めていくとそれらが重なって合成波形となり，さらに収縮すると干渉波（interference potential）となります（図3.19）．もしも干渉波が出現しない場合は，筋力低下と考えられます．

### a　神経伝導速度（NCV）

神経伝導速度には，運動神経伝導速度（motor nerve conduction velocity: MCV）と知覚神経伝導速度（sensory nerve conduction velocity: SCV）があります．運動神経伝導速度は，検査する末梢神経の近位から電気刺激を行い，支配する筋肉の収縮を計測します．刺激により発生した活動電位を複合筋活動電位（compound muscle action potential: CMAP）といい，知覚神経伝導速度は，通常，運動神経が含まれない知覚神経線維のみの部分を選んで刺激し，順行性伝導速度を測定します．刺激により発生した活動電位を知覚神経活動電位（sensory nerve action potential: SNAP）といい，2ヵ所の記録部位の間の距離を刺激開始からSNAP出現までの潜時で割ることにより，その伝導速度を求めます．

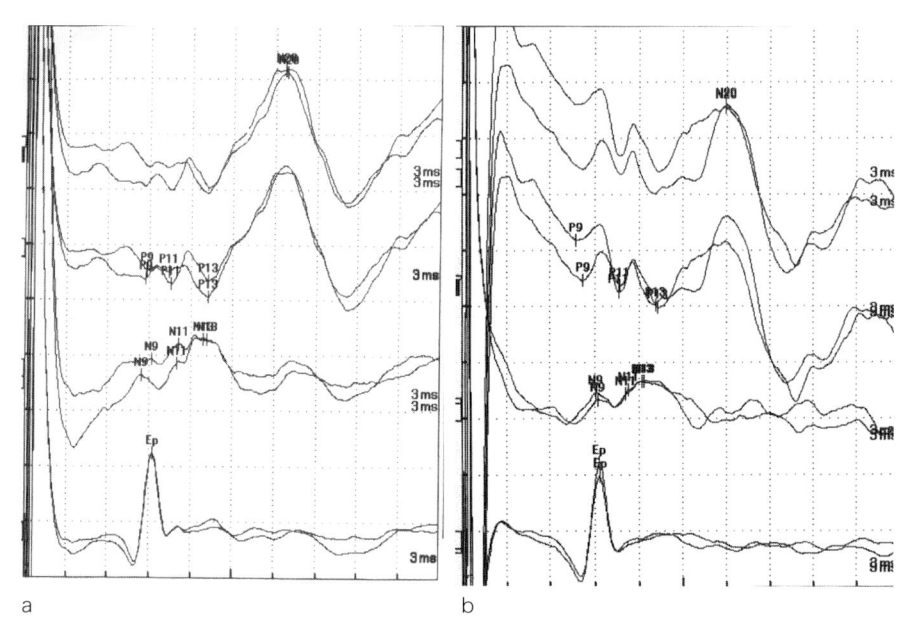

図3.20　SEP．a：健側，b：患側．

### b　体性知覚誘発電位（SEP）（図3.20）

体性知覚誘発電位（somatosensory evoked potential: SEP）は，末梢神経を刺激したときに脊椎や脳，腕神経叢で記録される電位で，頚椎症の鑑別診断，損傷レベルの決定，障害された脊髄の機能回復の客観的データ，術中モニターなどの補助診断として有用です．SEP は知覚神経を皮膚表面から電気刺激し，頭皮上の感覚野に相応する部分で誘発された電位を記録し加算平均するもので，末梢神経を刺激することにより，知覚神経のインパルスは末梢神経から神経根，脊髄内知覚伝導路，内側毛帯，視床，視床皮質連絡路，一次知覚野，さらに連合野へと伝達されます．SEP の診断基準としては，正常者において常に記録される誘発電位の消失，末梢および中枢伝導時間の延長，頂点潜時の異常な左右差，振幅の低下が挙げられます．しかし，広い範囲で発生している電位を記録しているので，詳細を診断するには限界があります．

### 【SEP の有用性の例】

たとえば脊髄撮影で，ある患者に頚椎椎間板ヘルニアと胸椎黄色靱帯骨化症（ossification of yellow ligament: OYL）の合併を認めたとき，下肢の脊髄症がいずれの病巣に起因するのか判断に困ることがあります．この場合，下肢では後脛骨神経を刺激して頚椎椎間板ヘルニアのあるレベルと OYL のレベルの間での脊髄誘発電位と，頭皮上の記録を比較します．また，正中神経を刺激し頭皮上で記録した SEP と後脛骨神経刺激による脊髄 SEP を比較し，前者にのみ異常がみられれば頚椎レベルが責任病巣である可能性が高くなります．

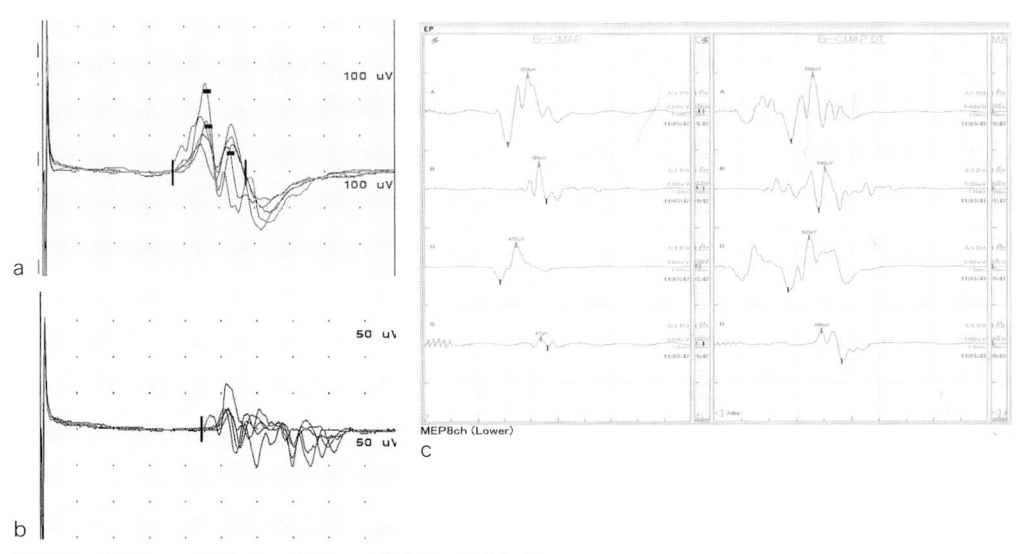

図3.21　MEP．a：健側，b：患側，c：術中モニタリング．

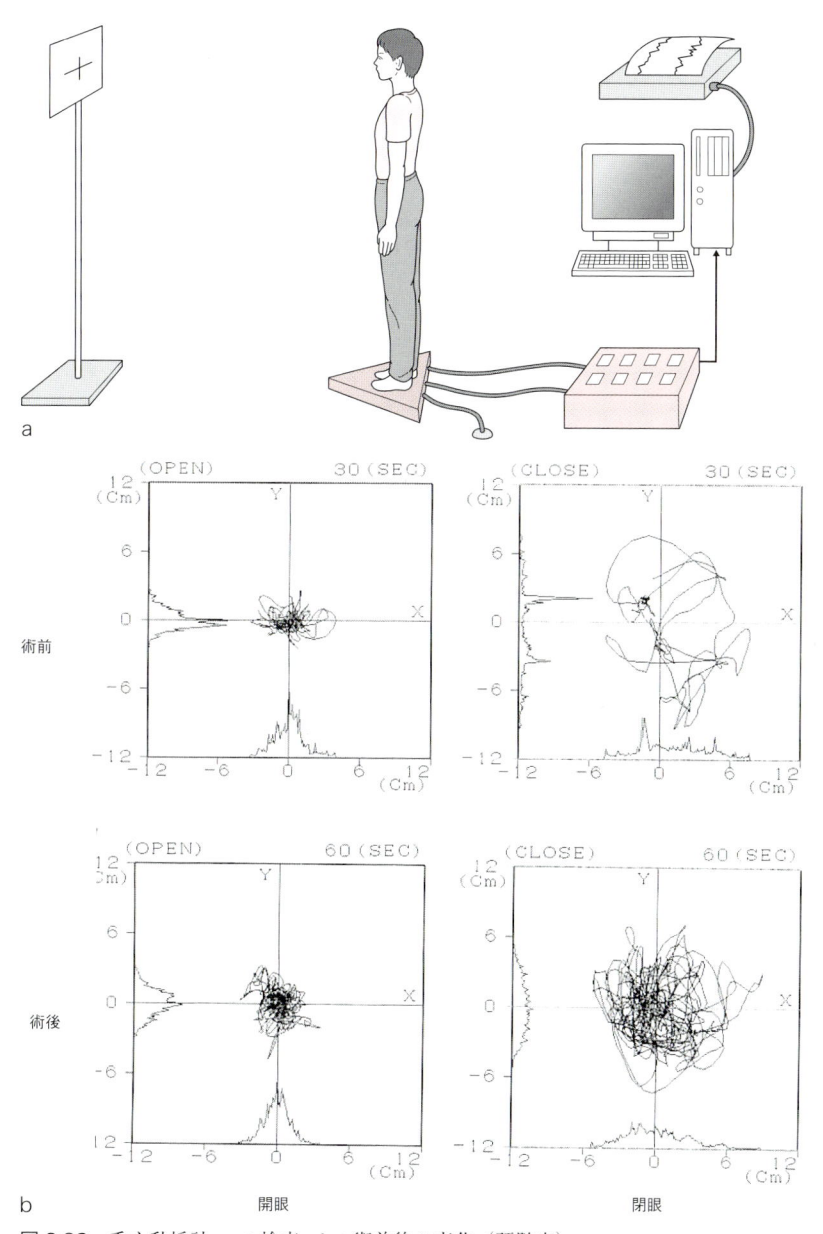

図 3.22 重心動揺計．a：検査，b：術前後の変化（頚髄症）．

### c 運動誘発電位（MEP）（図 3.21）

　MEP（motor evoked potential）は，頭部を磁気刺激した際に上肢または下肢の筋肉あるいは脊髄硬膜外から記録される誘発電位です．運動神経路になんらかの伝導障害がある場合には，伝導速度，振幅に左右差を認めます．しかし，頭部での刺激が広いためにどの部分の障害であるかを診断することは困難です．

### 3.9.8 重心動揺計(図3.22)

　重心動揺検査（posturography）は，直立姿勢で出現する身体の動揺を身体の重心の動揺としてとらえて記録し分析する，平衡機能の検査です．被験者を台の上に直立させ，足底が台に対して垂直に作用する力を変換器で検出し，足圧中心の動揺を電気信号変化として出力します．

　ヒトの立位での姿勢維持能力を多角的に検査する方法として用いられ，1994年に重心動揺計による保険適応が認められるようになって以来，急速に普及してきています．直立姿勢をとったときの体のゆらぎを，開眼と閉眼の状態で検査して，重心動揺図，軌跡長，外周面積，ロンベルグ率，パワースペクトル（ゆらぎの周波数）などを検査します．

　身体の平衡を維持するためには，視覚系，前庭系，脊髄固有反射系からのインプットが中枢神経系において統合される必要があり，この3つのインプットのいずれが障害されても平衡機能の異常が発生します．特に首の筋腱組織に存在するレセプターからの体性感覚のシグナルは，頭部の体幹に対する位置関係を把握し，空間認識と姿勢の制御に大きな役割を担っており，このシグナルの障害がめまいをもたらすことが確認されています．したがって，平衡機能の異常が認められ，他に明らかな原因が見当たらない場合，頚椎が原因である「頚性めまい」の可能性を考慮すべきです．その原因の鑑別に重心動揺検査が有用であると考えられます．

a　重心動揺図
　軌跡が描く全体的なパターンのことで，求心型，びまん型，前後型，多中心型，不規則型に分類されます．末梢性前庭障害では左右型が見られますが，臨床的意義はあまりありません．

b　軌跡長（重心動揺軌跡距離）
　60秒間の動揺軌跡距離で，身体動揺の不安定さを示す指標として重要です．X軸成分とY軸成分に分けることができます．

c　外周面積
　重心動揺の最も外側の部分によって囲まれている面積を意味します．

d　単位面積軌跡長
　60秒間の総軌跡長を外周面積で除した値で，固有受容器の制御機能を反映すると言われています．

### e　ロンベルグ率

軌跡長または動揺面積に関して，閉眼時の値が開眼時の値に対して何倍に増加したのかを割合で表したもので，末梢前庭障害，抗重力筋や下肢の深部知覚障害により増加します．

私たちが34人の健常人ボランティアを対象に計測したデータでは，軌跡長：101.0 ± 27.4 mm，単位面積軌跡長：1.7±0.8 mm，外周面積：29.8±10.2 mm$^2$，X方向動揺平均中心偏位：3.5 ± 1.5，Y方向動揺平均中心偏位：0.6±0.2，ロンベルグ率（軌跡長）1.3 ± 0.2，ロンベルグ率（単位面積軌跡長）：1.1±0.3，ロンベルグ率（外周面積）：1.3 ± 0.4でした．

## 文　献

1) Gerlier F: Une epidemie de vertige paralysant. Rev Med Suisse Romande 7: 5-29, 1887.
2) 遠藤健司 他：頚椎疾患に伴う歩行障害．脊椎脊髄　23: 679-685, 2010.
3) Spurling SG, Scoville WB: Lateral rupture of the cervical discs. A common cause of shoulder arm pain. Surg Gynecol Obstet 78: 350-358, 1944.
4) Jackson R: The Cervical Syndrome, 3rd ed, Charles C Thomas, Springfield, pp152-154, 1966.
5) 平林洌 他：日本整形外科学会頚髄症治療成績判定基準．日整会誌　68: 490-503, 1994.
6) 小野啓郎 他：Myelopathy handと頚髄症の可逆性．別冊整形外科　2: 10-17, 1982.
7) 立原久義 他：健常者に対する10秒テストの疫学調査．臨整外　41: 1275-1279, 2006.
8) Glaser JA, et al: Cervical spinal cord compression and the Hoffmann sign. Iowa Orthop J 21: 49-52, 2001.
9) Sung RD, Wang JC: Correlation between a positive Hoffmann's reflex and cervical pathology in asymptomatic individuals. Spine 26 (1): 67-70, 2001.
10) 野崎寛三：脊髄後根切断ニ拠ル人体皮膚知覚像，臨床的吟味．日整会誌　13: 425-485, 1938.
11) 都築暢之 他：頚髄髄節および頚神経根の形態的変動とその臨床的意義．整形外科　34: 229-235, 1983.
12) 清水敬親：脊髄病変の高位診断―上位頚椎から円錐部まで．整・災外　46: 399-406, 2003.
13) 国分正一 他：頚椎症の症候学．脊椎脊髄ジャーナル　1: 447-453, 1988.
14) 三浦謹之助：首下がり病研究報告．東京医事新誌　863: 1861-1868, 1894.
15) Mihara H, et al: A New Assessment Method for cervical Myelopathy − The Triangle Step Test −, Spine 35-1: 32-35, 2010
16) 戸山芳昭 他：最新整形外科学大系．脊椎・脊髄　中山書店 10: 45, 2008.
17) 戸山芳昭 他：最新整形外科学大系．頚椎・胸椎　中山書店 11: 56, 2007.
18) 戸山芳昭 他：最新整形外科学大系．脊椎・脊髄　中山書店 10: 126, 2008.
19) 伊藤義彰，厚東篤生．感覚障害．柴崎浩 他編．ダイナミック神経診断学．新潟：西村書店；486-503, 2001.

# 4. 頚椎疾患各論

## 4.1 症候別診断

### 4.1.1 神経根症（radiculopathy）

　神経根症は，脊髄から末梢神経に移行する神経根糸が椎間孔へ出る途中の神経根のどの部位の刺激（圧迫）でも，原因となり得ます．年齢が上昇すると，神経根症の最も多い原因は変性による頚椎症が挙げられ，椎体鉤状突起や椎間関節の骨棘，椎間板高の減少による椎間孔の狭小化，椎体のすべりによる神経根の刺激などの原因が多くなります．ほとんどの場合で，頚部神経根症は原因となるような外傷はなく，椎間板ヘルニアが原因になる神経根症も22％にすぎず，その多くは自然発生的に起こります．神経根性疼痛の正確な病態は不明ですが，疼痛が発現するには神経への圧迫に加えて，ある種の炎症反応が必要であると考えられています．圧迫された神経根内では内因性の血管の透過性が亢進し，2次的に神経根内に浮腫が発生し，神経根内の慢性的な浮腫や線維化が痛みに対する神経根の反応閾値を変え，感受性を高める可能性があります．また神経細胞の細胞体から放出される痛みの神経原性サイトカインは，この炎症反応を惹起して維持させる一因となります．

　頚椎の動的因子は神経根圧迫の程度に影響を与えます．頚部椎間孔径は頚椎を屈曲すると18〜31％長くなり，頚椎を伸展すると16〜20％短くなります．頚椎椎間孔の大きさは頚椎を回旋させる側では小さくなり，回旋の反対側では広くなります．伸展すると椎間関節包や黄色靱帯はまくれ込み，さらに椎間孔を狭小化させます．屈曲，伸展の際の椎体間の水平方向の変位や弯曲の変化は，神経根を引っ張ることになり，神経根症が発症し易くなります．症状は，首の痛み，運動障害，肩のこりなどの軽度な症状に始まり，次第に特徴的な症状を呈するようになります．すなわち，首を後ろに反らせると肩甲骨や腕に走る痛み（Jackson test），腕から指にかけてのしびれ感を訴えます．神経根症が脊髄症へ進行することは少ないのですが，時には症状が進行して脊髄症となり，字が書きづらい，物がつまみにくい，ボタンの掛け外しが困難になる，腕や指に力が入らないなどと訴え，足が突っ張って歩きにくい（痙性歩行），尿や便の出具合が悪い（直腸膀胱障害）などの症状も出

現します.

　全般的には頚部神経根症の予後は良好で,痛みが強いわりには自然治癒が多い疾患です.頚部痛を持つ患者の75%は,局所の炎症が治まる6〜12週間で,自覚的な疼痛も他覚的所見も良くなると思われます.神経根症患者の45%は発病から短期にその症状は改善し,残りの55%が軽度〜中等度の長期の症状を持つことになります.初期治療では,原則的に保存的治療が大切で予後の良いことを患者に説明します.手術的治療は,日常生活を著しく障害する著明な機能制限や,耐えられない疼痛を持つ患者が適応となります.

### 4.1.2　脊髄症(myelopathy)

　脊髄症は,多種多様な臨床像を呈していて,説明可能な一定の病理経過があるかどうか結論は出ていません.

　中等度〜重度の症状を呈する頚髄症患者は,これらの症状が軽快することはほとんどなく,歩行障害や手指の巧緻性が低下した場合には手術が必要となることが多いといえます.手術の目的は病気の進行を阻止することで,運動,感覚,歩行障害の改善も望ましいのですが,明確な予後は提示できないのが現状です.一般的に回復の程度は手術時の脊髄症の重症度に大きく依存し,その他の指標としては脊髄の横断面積が大きいこと,罹病期間が短いこと,発症時の年齢が若いこと,罹患椎間が少ないことなどが挙げられます.予後不良因子は,進行する症状,6ヵ月以上続く脊髄症,圧迫比が小さいこと(脊髄の偏平化)などが挙げられます(図4.1).脊髄の横断形態は,変形した脊髄の形態により分類できますが,Houser[2]らは,脊髄圧迫を5つの異なったタイプに分類し,最も臨床症状が悪い型はバナナ型であるとしています.この型の形態の脊髄を持つ患者の98%は脊髄症を呈しています.しかし一方でHambuger[3]らは,「術前の脊髄面積計測は手術成績の予測因子としては利用できない」と述べています.

【急性発症の頚髄症】

　頚髄症は,一般的には進行性でゆっくりとした経過をたどると見られていますが,急速な症状進行を呈して明確に区別できる患者群が存在します.

　脊髄造影検査では通過障害がなく,また痛みもないため手術に至らないことが特徴です.血管が原因であれば,脊髄神経根動脈経由の前脊髄動脈,脊髄根動脈のうちの1本が,その経路のある点または前脊髄動脈部で椎間板の膨隆や骨棘によって圧迫を受けると,頚髄症の特徴である脊髄の軟化,壊死を伴う虚血が起こり得るとされています.

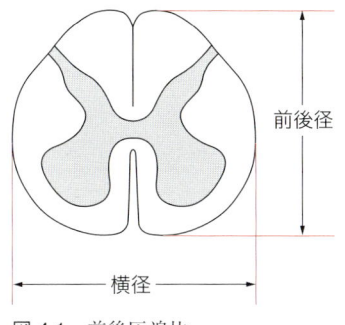

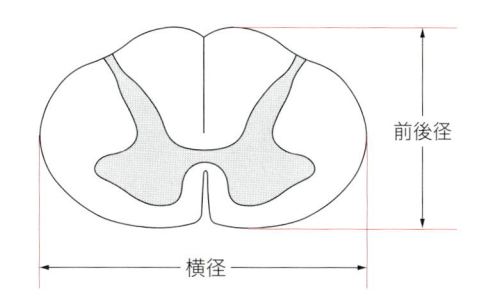

図 4.1　前後圧迫比.

### 4.1.3　その他の症候

　頚部痛は，腰痛と同様に疼痛源の正確な同定は困難ですが，軸性頚部痛は脊柱軸に沿った痛みであり，傍脊柱筋，椎間関節が関連し，神経根症は上肢への放散痛があり，その神経根支配域の感覚障害あるいは運動障害を伴うこともあります．神経根症や脊髄症の患者についてはその病態と治療法選択はよく理解されていますが，非特異性腰痛と同様に軸性頚部痛の患者に対しては不明な点が多いと言えます．

　一般的には頚部痛と X 線検査での頚椎症性変化との間にはほとんど関連性はないと理解されていますが，頚椎椎間板や椎間関節の変性性変化により疼痛が生じる可能性は存在し，椎間板の辺縁で見られる神経線維や神経終末によって，変性した頚椎椎間板が直接的に疼痛を発しているとも考えられています．椎間板は神経根前枝の分枝で構成される脊椎洞神経や交感神経叢で支配され，脊椎洞神経は分枝するとすぐに椎間板の後面に沿って椎間孔内を反転し，線維輪，後縦靱帯，椎体や椎弓の骨膜，硬膜外の静脈に分枝し，椎間板の刺激により一定の傾向の頚部痛をもたらします（図 4.2）．また，椎間関節由来であっても軸性頚部痛や肩甲帯部に疼痛が生じ，椎間関節包にある機械的刺激受容器や侵害受容器の神経終末については，頚椎椎間関節の滑液ひだから疼痛関連ペプチドに反応する自由神経終末の存在することが確認されています．

## 4.2　病態別診断

### 4.2.1　椎間板ヘルニア（cervical disc herniation: CDH）

　椎間板の存在は，ベルギーの解剖学者である Vesalius が 400 年前に記述しているそうですが，椎間板ヘルニアによる症状の発現が明らかにされたのは，1928 年に Stookey[4] が ventral extradural cervical chondromas として 7 例を報告してからと

されています.しかし,この chondroma が実は椎間板ヘルニアであり,真の腫瘍でないと認知されたのは 1940 年になってからと言われています.

　頚椎椎間板ヘルニアは腰椎椎間板ヘルニアに比べて発症年齢が高く,40 歳以上に好発します.ヘルニアの原因は,退行性変化を基盤に明らかな誘因がなく発症することがほとんどですが,軽微な外傷やスポーツ傷害をきっかけに発症することもあります.神経根症は男性に多く,そのピークは 50～54 歳で,60 歳以降では頚部神経根症の発生率は減少します.この減少傾向の理由は,椎間板の水分減少が進み,高齢者群では大きなヘルニアの可能性が少なくなることが関係していると考えられます.年齢が上昇すると,神経根症で最も多い原因は変性による頚椎症が挙げられますが,椎体鉤状突起や椎間関節の骨棘,椎間板高の減少による椎間孔の狭小化,椎体のすべりによる神経根の刺激などの原因が多いようです.椎間板ヘルニアが原因になる神経根症は,患者の 22% にすぎません.

　頚椎椎間板ヘルニアの 90% 以上は $C_{5/6}$ あるいは $C_{6/7}$ に発生しますが,これは同部における動きが他の部位に比較して激しいことによると考えられています(図 4.3).しかし,加齢に伴って下位の椎間板変性が進行してその可動性が減少すると,より上位椎間で椎間板ヘルニアを生じる可能性が高くなります(図 4.4).

### 4.2.2　頚椎症性神経根症(cervical spondylotic radiculopathy: CSR)

　頚椎を構成する椎体・椎間板・靱帯・椎間関節などは,加齢に伴って変形や変性をきたしますが,これらは単独に発生・進行するのではなく,互いに連関しながら進行していくので,これらを総称して頚椎症性変化と呼びます.したがって頚椎

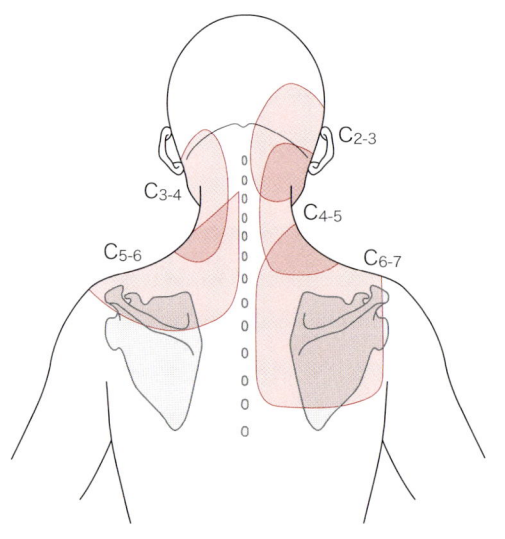

図 4.2　$C_{2-3}$ から $C_{6-7}$ での椎間関節からの軸性疼痛パターン.Dwyer et al.[28] より引用.

症性神経根症では，多数の因子が複合して神経根を刺激して発症すると考えるべきでしょう．若年者では椎間板ヘルニア単独でも神経根症を引き起こしますが，その場合には頸椎症性神経根症と呼ぶよりも椎間板ヘルニアの診断名を用いるほうが病態に即していると思われます．壮年者から高齢者の神経根症では神経根圧迫因子を絞り込むことは困難で，椎体鉤状突起や椎間関節の骨棘，椎間板高の減少による椎間孔の狭小化，椎体のすべりなどが複合して発症します（図4.5）．

　前述のとおり神経根性疼痛が発現するには，神経への圧迫に加えてある種の炎症反応が必要と考えられています．神経根の浮腫や線維化が生じた状態に神経原性サイトカインの放出などが炎症反応を惹起すると推察されます．したがって，神経の浮腫が改善したり，サイトカインの放出が止まって炎症が収まれば，急速に症状が改善・消失することも少なくありません．

　治療は，まず日常生活動作の注意点を指導し，後屈を制限します．パソコン操作などを行う人には，装具療法として頸椎カラー固定を処方します．痛みに対しては基本的な痛みの治療法に則り，非ステロイド系抗炎症剤，筋弛緩薬，ビタミンB製剤を投与します．理学療法としては温熱療法，頸椎牽引療法，頸部のストレッチング，筋力強化訓練を指導します．経過の長い症例や難治例では神経ブロック療法（トリガーポイントブロック，肩甲上神経ブロック，星状神経節ブロック，頸部硬膜外ブロッ

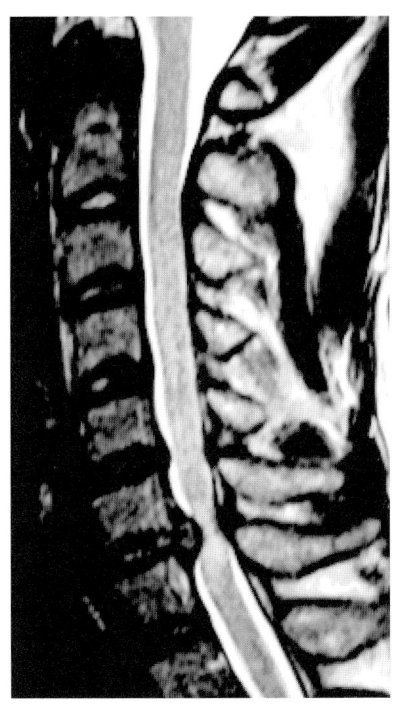

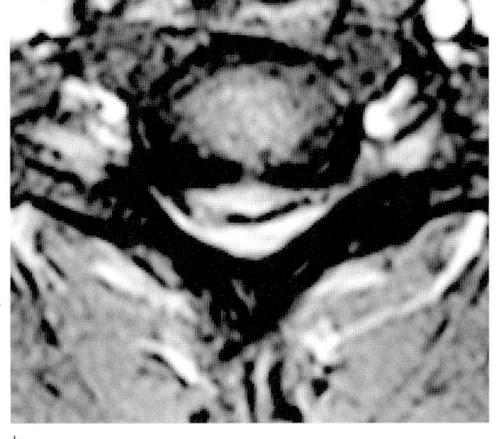

図4.3　48歳，男性，椎間板ヘルニア．

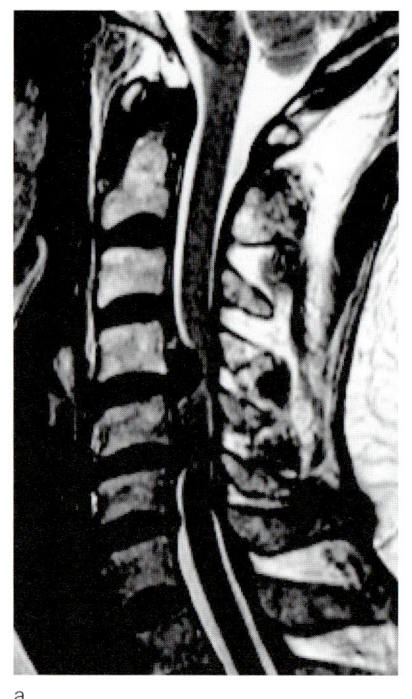

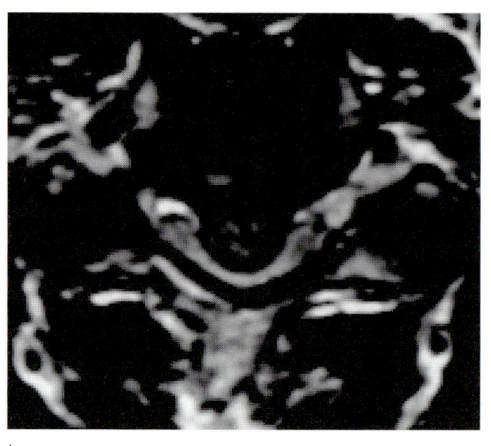

図 4.4 61歳,女性,椎間板ヘルニア.

ク,神経根ブロックなど)を勧めます.

　これらの保存的治療(手術しない方法)で軽快しない症例には,手術的治療が検討されます.術式は,症例に応じて前方除圧固定術,椎間孔拡大術,骨形成的椎弓切除術などが検討されます.

### 4.2.3　頚椎症性脊髄症(cervical spondylotic myelopathy: CSM)

　加齢による椎間板の変性は線維輪の膨隆や骨棘形成を引き起こし,さらに後縦靱帯や黄色靱帯の肥厚も加わって脊柱管が次第に狭小化します.これらの一連の形態変化は脊髄圧迫の静的因子となり,そこに椎間不安定性である動的因子が加わると脊髄症を発症し易い状態となります[5].社会の高齢化に伴い,これらの頚椎症性脊髄症に対する手術例が年々増加しており,特に70歳以上の高齢者に対する私たちの施設での手術件数は10年前の1.6倍に達しています(横浜南共済病院での統計).先項で述べたように,高齢発症の頚髄症は$C_3$-$C_4$や$C_4$-$C_5$椎間といった比較的上位の椎間を責任高位とする例が多く[6],より広範な四肢機能障害を呈することにつながります.また,腰部脊柱管狭窄症などの他の脊椎疾患や四肢関節の変形性関節症などを合併している場合が多く,非高齢者の頚髄症患者と比して日常生活レベルはいっそう低下していると考えられます[7].したがって,治療の時期を逸すると

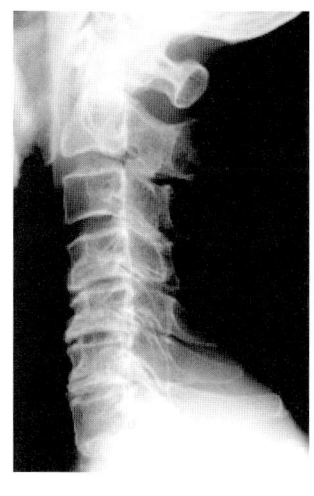

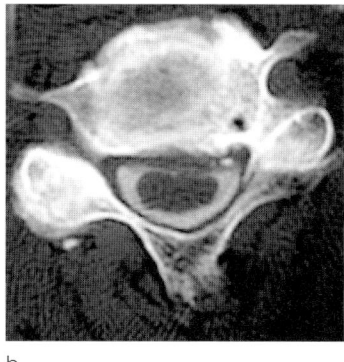

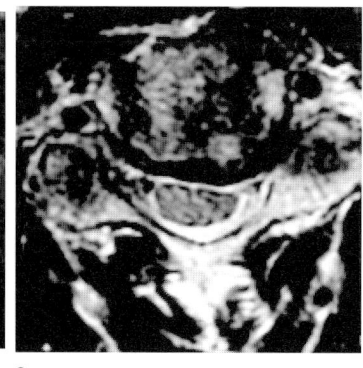

図 4.5 65 歳，男性．骨棘と椎間板膨隆による左 $C_6$ 神経根症．

頚髄症のみならず他の合併疾患の回復も不良となり，車椅子や準寝たきりの生活に陥る危険があります[8]．

【高齢者頚髄症の特徴】

高齢になると，腰椎椎間板高が減少するために腰仙椎矢状面のアライメントは直線化し頚胸椎移行部は後弯化するため $C_7$ 重心線が前方に移動します．同時に $C_7$ 椎体の前方傾斜が強くなりますが[7, 22]，頭の重心を保ち視界を確保するために環椎は水平を保とうとして頚椎前弯は増強します．その結果，高齢者では有効脊柱管前後径が減少しており，特に黄色靱帯の infolding（まくれ込み）など後方要素による圧迫が多椎間で発生しやすくなります（図 4.6）．そのために深部腱反射の亢進を伴わない失調性歩行が主症状となるケースもあり，注意が必要です．これらを考慮して，高齢者頚髄症の手術戦略においては，後方除圧が優先される傾向があります．しかし，可動性を失った下位椎間の可動性を補うべく，$C_3$-$C_4$ あるいは $C_4$-$C_5$ 椎間の可動性が増大して脊髄症発生の主因となっている症例も少なくないことに注意を払う必要があります．

【アテトーゼ型脳性麻痺（athetoid cerebral palsy）に合併した頚髄症】

athetosis という言葉は，1871 年 Hammond の論文中に最初に用いられています[9]．ギリシャ語の athetos＝without fixed position からの造語と考えられ，四肢が絶えず不随意運動を繰り返す状態をさしており，現在は異常運動の症候名として用いられています[10]．アテトーゼ型脳性麻痺患者の 2 次障害として発症する脊髄症や神経根症は，1962 年の Anderson らの報告[11] 以来多数の論文報告がありますが，その

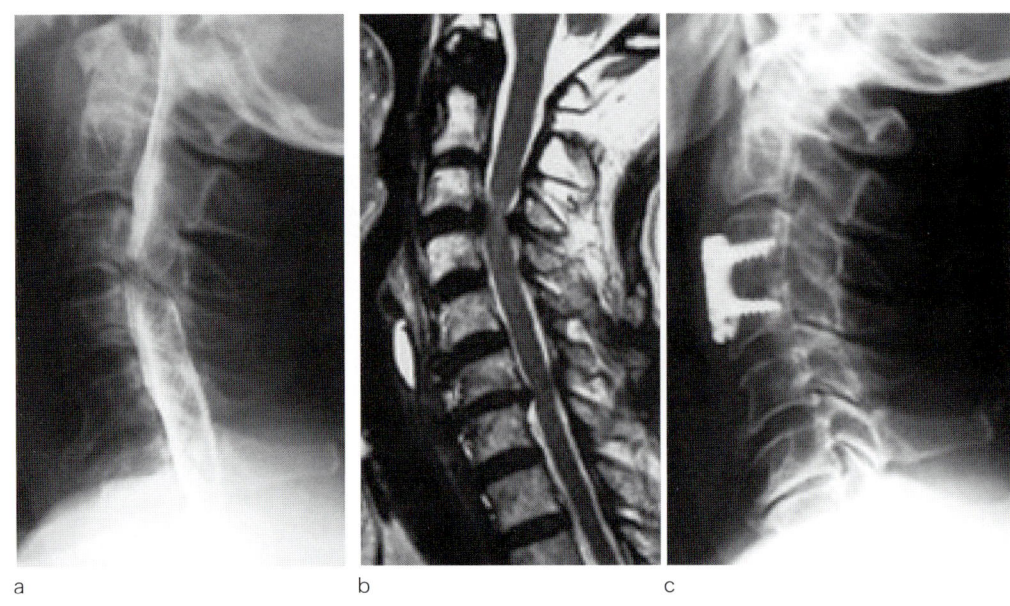

図4.6 82歳，女性．上肢挙上困難，歩行困難となり受診．a，b：$C_{3,4}$高位で椎間板の膨隆と後縦靱帯および黄色靱帯の肥厚により脊柱管は狭小化しており，頸椎後屈による$C_3$後方すべりにより脊髄への圧迫はより強くなった．c：$C_{3,4}$前方除圧固定術を施行し，上下肢ともに良好な機能改善が得られた．

特異な病態のために治療が非常に困難とされています．その特徴は，①若年発症が多い[12]，②症状の進行が速い[13]，③多椎間病変が多い[14]，④高位椎間が障害されることが多い[15]，⑤椎間不安定性が強い，⑥頸椎全体のアライメントが不良，⑦脊髄症に加えて上肢痛や上肢筋力低下を合併することが多い，などが挙げられます．この難病に対する治療方法については様々な報告がありますが，本症は著しい椎間不安定性と術後も続く頭頸部の不随意運動が病態の根本にあることから，私たちは脊椎固定術を第一選択としています（図4.7）．しかし，アテトーゼ運動強度[16]や呼吸・嚥下・発語機能などを含めたADL障害の程度は症例ごとに様々であるため，これらを十分に考慮して治療方針を立てるべきでしょう．

### 4.2.4 頸椎後縦靱帯骨化症（OPLL）

後縦靱帯骨化症（ossification of the posterior longitudinal ligament: OPLL）は日本やアジアの住民においては頸髄症の原因としてよく知られています．30歳以上の日本人における発生頻度は2〜4％であり，台湾韓国，香港，シンガポールでは0.8〜3.0％であったと報告されていますが，米国とドイツでは0.09〜0.23％でした．しかしユタ大学病院での599名での調査では8名（1.3％）に頸椎OPLLが見つかっています．白色人種でも，最初に考えられていた以上にOPLLの頻度が高いことがわかってきました．発生は，40〜50歳代の男性に多いとされています．

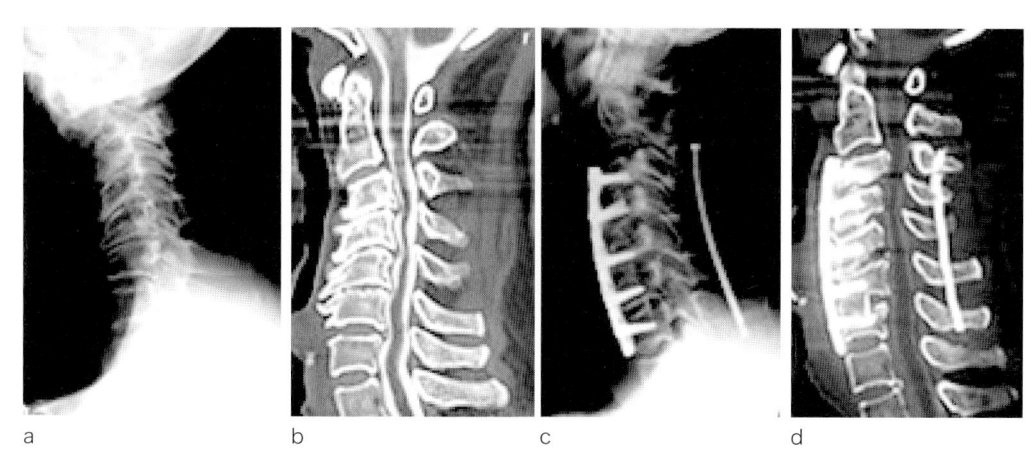

図 4.7 55 歳, 男性. 上肢の挙上困難と知覚鈍麻および歩行障害が進行し受診. a, b：中下位頚椎は, 椎間板腔の狭小化と骨棘形成により多椎間にて脊髄圧迫所見を認めた. $C_3$-$C_7$ 間は波型鋼線法を用いて後方固定術を行い, 同時に椎間ごとの前方除圧固定術を施行した. c, d：3 ヵ月後に良好な骨癒合を獲得し, 四肢の運動機能は改善して元職に復帰した.

　OPLL は, 以前には後縦靱帯の石灰化を含んでいると考えられていましたが, 実際には靱帯の骨化であることが解明され, OPLL は脊柱靱帯内の異所性骨化であると言えます. 成熟した骨化巣はハバース管の発達した薄層骨からなり, 未成熟な部分は辺縁部に線維軟骨様細胞浸潤を伴う網状骨をしばしば伴っています (図 4.8).

　OPLL は, ①連続型：骨化靱帯あるいは骨が椎体表面全体に広がって覆っている, ②分節型：個々の椎体後方に分離して骨化している, ③混合型：連続型と分節型が混合している, ④限局型：椎間板の後方に骨化があるもの, の 4 つのタイプに分類されます. 原因については遺伝子レベルでの研究が行われていますが, はっきりした結論は出ていません. 経過に関しては進行すると脊髄圧迫による頚部や肩の痛み, 手足のしびれ, 手指の運動障害, 歩行障害などを生じますが, X 線所見と神経症状の重症度とは必ずしも相関していません.

　Matsunaga らの研究 では, OPLL 患者 207 例の平均 10.3 年の追跡調査が行われ, 脊髄症は 18％にみられましたが, その症状が進行したものは半分未満であったと報告しています. また 16％の症例が追跡期間中に脊髄症を発症していましたが残りの大部分は頚髄症の臨床症状を呈さず, これらは OPLL の進展のために頚椎の可能性が低下している傾向を認めています. このことは OPLL による脊髄症では動的な因子が重要であるということが言えます. 診断は頚椎の単純 X 線写真で可能ですが, 脊髄の圧迫の程度を見るには MRI 検査が有効です (図 4.9). 頚椎 OPLL は, 胸腰椎 OPLL あるいは胸椎黄色靱帯骨化症 (OLF) を高率に合併するので, 術前診断では全脊椎の画像チェックが必要となります. 頚胸椎移行部や胸腰椎移行部の骨化巣を描出することが単純 X 線写真では難しいため, 全脊椎の脊柱管狭窄を評価するには注意深い術前および術後 CT および MRI 評価が必要となります. 脊髄

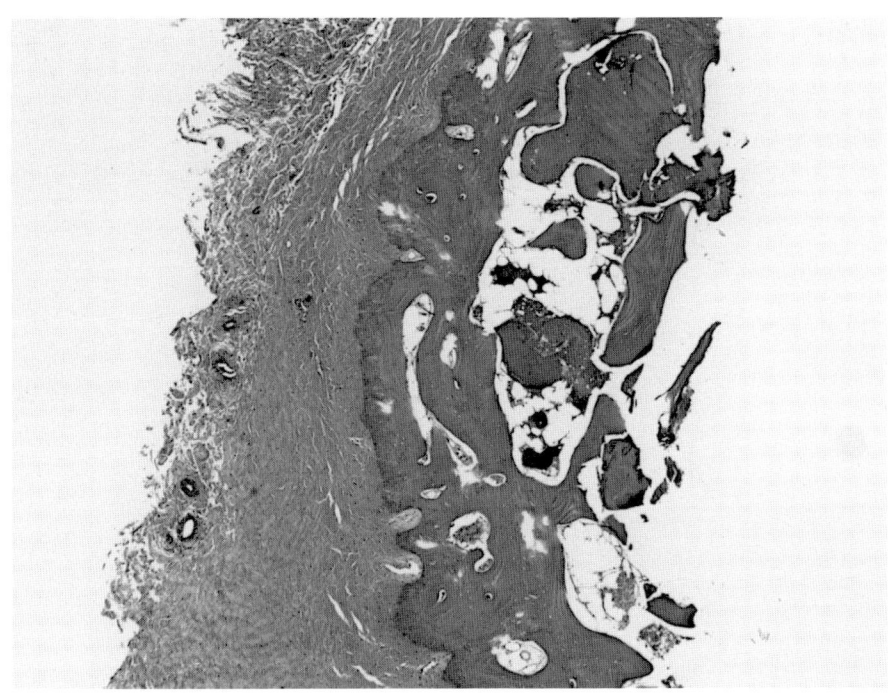

図4.8 OPLLの組織像.

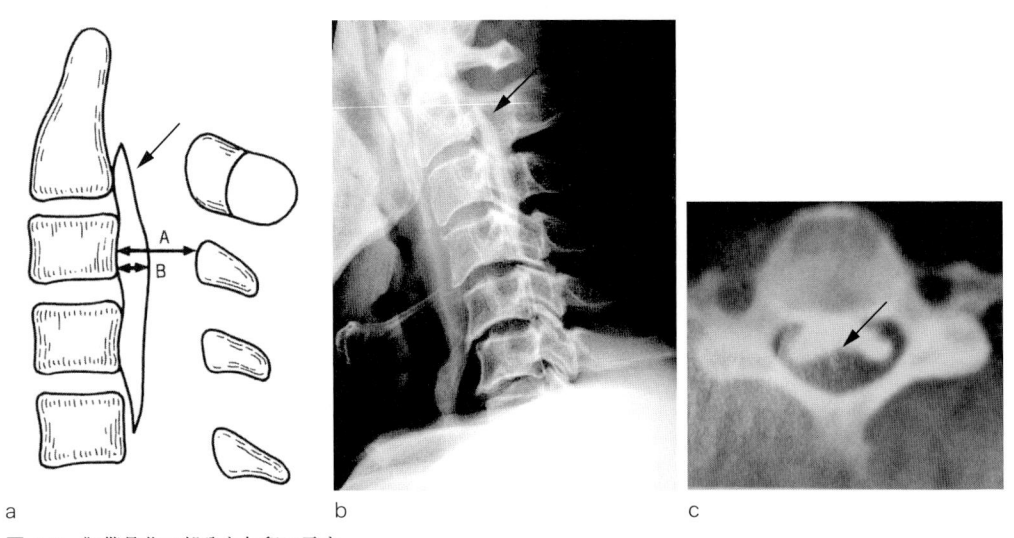

図4.9 靱帯骨化の部分を矢印で示す.

　腔造影検査はOPLLの診断にしばしば必要であり，前方からの骨化巣切除術または浮上術を計画する際にはCTミエログラフィーが重要です．MRIでは，OPLLがT1およびT2強調画像ともに無信号であるため，OPLL自体の描出には不向きですが，骨化巣内の骨髄は等輝度または高輝度に見えます．また，椎間板突出は分節型

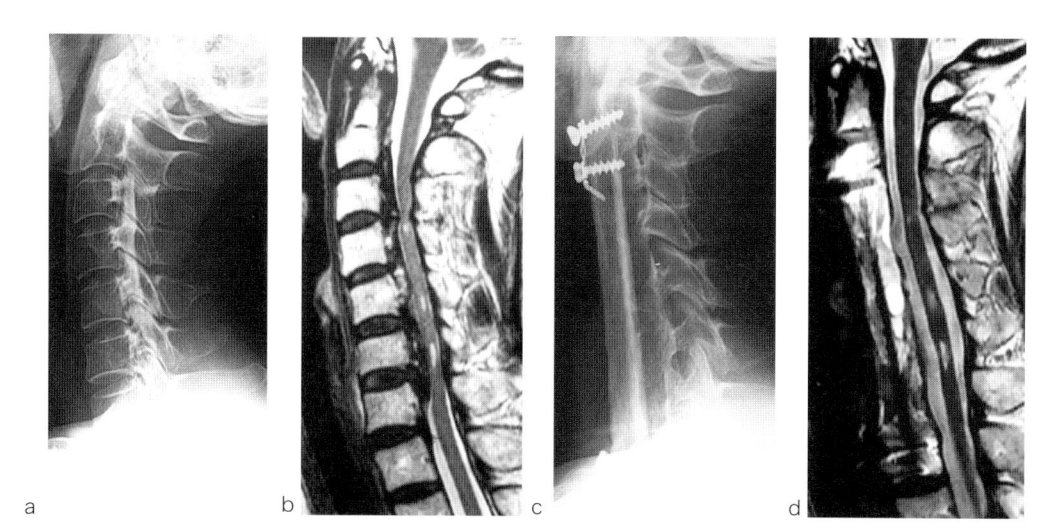

図4.10 56歳．女性．a, b：連続型OPLLにより広範な脊髄障害を認めた．c, d：$C_2$-$T_1$前方除圧固定術により症状は改善し，今日まで維持されている．

OPLL患者の81％に見られ，神経学的所見が平均よりも有意に重度である患者の43％にT2強調画像で髄内高輝度変化が観察されたという研究報告があり，椎間板および脊髄の状態の観察に重要となります．

　症状が軽い場合は，頸部に装具をつけるなどして安静を保ったり，薬物療法などの保存的治療を行います．手指の運動障害や歩行障害が出てきた場合には，手術が必要となる可能性が高いので，日本脊椎脊髄病学会指導医への受診が勧められます．手術は前方から骨化を取り除き，骨を移植して固定する方法（図4.10）と，後方から椎弓を形成して脊髄の圧迫を解除する方法（図4.11）があります．また症状がないか軽くても，転倒などの外傷を契機に脊髄麻痺を生じることがあるので注意が必要です．なお厚生労働省特定疾患として認められており，医療費の公費負担を受けることができる場合があります．

　治療に関しては，まず保存療法を行うことが原則です．しかし，これまでにOPLLの発生あるいは進行を予防する有効な方法は報告されていません．頸椎の牽引治療や理学療法は，症例によっては頸部痛や肩こりの軽減に有効かもしれませんが，これらの治療でOPLLの進展を防げるとは思えません．OPLL患者の頸椎可動性は減少していることが多いのですが，頸部の強い可動域訓練は危険です．むしろ，脊椎近傍の関節周囲の靭帯にも骨化が生じて関節の可動性が減少しており，そのために日常生活動作に不便が生じている場合には，頸椎以外に治療の矛先を向けることも大切です．肩甲帯や四肢関節のストレッチにて関節の可動性を保つことで，頸椎への負担を減らすことは可能でしょう．しかし，脊髄症が進行している場合には，いたずらに保存療法に固執して症状が重症化するのを避けなければなりません．明

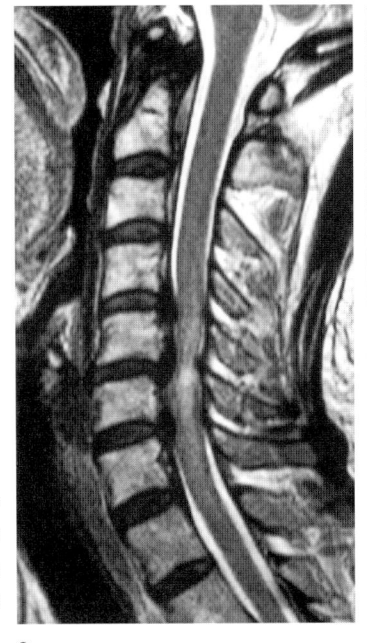

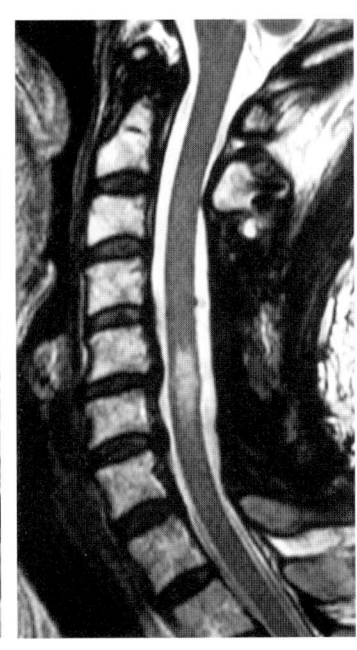

図 4.11 54歳. 女性. a: 混合型 OPLL により, $C_{5-6}$ 高位を中心に髄内輝度変化を認めた. b: $C_3$-$C_7$ 椎弓形成術により症状は良好に改善した.

らかな筋力低下, 筋肉の痩せ, 歩行障害, 書字, つまみ動作の不具合など症状がある場合は手術が必要なこともあるため, 早めに専門医を受診し MRI などの精密検査を行うことが大切です. 全身の骨で骨増殖傾向が強い人では, 頚椎後縦靱帯骨化が増大する可能性は高いとされています. この場合, 脊椎靱帯の骨化は頚椎後縦靱帯にとどまらず, 胸椎 (あるいは腰椎) 後縦靱帯, 胸椎黄色靱帯, さらには関節

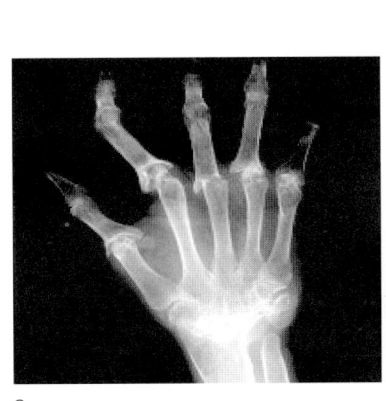

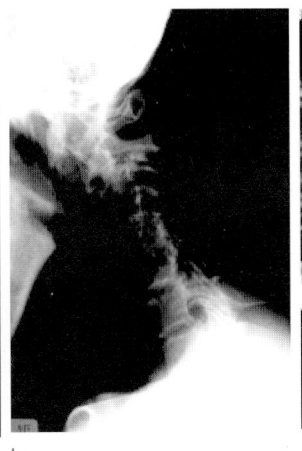

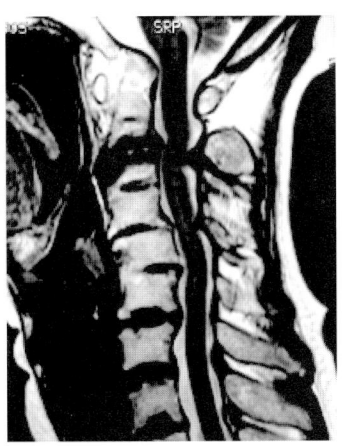

図 4.12 RA 患者. a：手指 XP, b：頚椎 XP, c：頚椎 MRI.

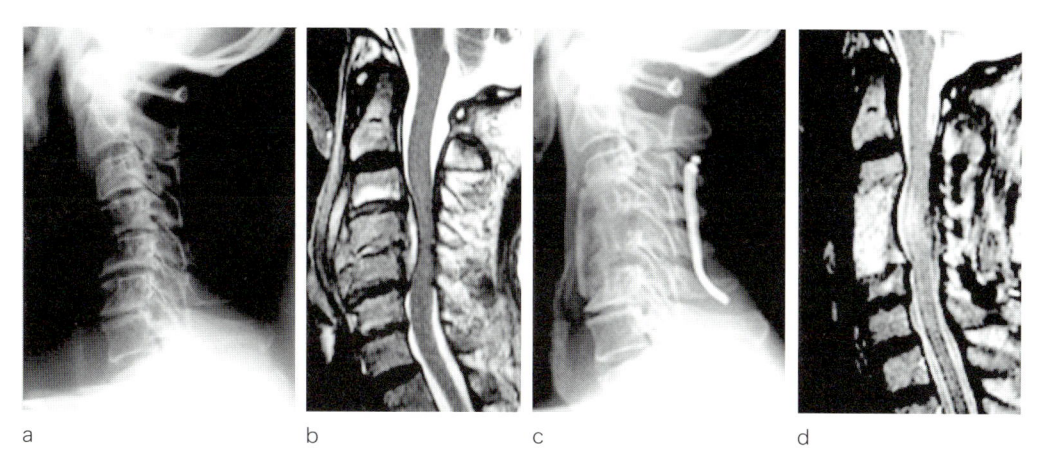

図 4.13 65 歳，男性．a, b：$C_{4-5}$ 椎間板を中心に感染し上下の椎体にまで炎症が波及していた．強い頸部痛に加え，上肢痛や四肢機能障害も出現したため手術を施行した．c, d：病巣が椎体と椎間板に限局していたため，$C_4$, $C_5$ の 2 椎体の掻爬と腸骨移植を行い，後方から波型鋼線で補強した．頸部痛や麻痺症状は手術直後から改善し，術後 7 年の現在まで再発の徴候はない．a：術前側面 X 線像，b：術前 MRI，c：術後 5 年，d：術後 MRI．

近傍の靱帯にも骨化が生じます．このような要因を持つ人では年に 1 回程度の定期的な X 線検査が勧められます．

### 4.2.5 関節リウマチ（RA）

慢性関節炎を特徴とする疾患で，滑膜関節に多発性，対称性の関節炎を起こします．男女比は 1:4 で女性に多く，好発年齢は 30 ～ 50 歳で発病原因は不明ですが，遺伝的素因，特に HLA-D4 との関連やウイルス感染がトリガーとなる可能性が指摘されています．四肢の小関節に発生することが多いのですが，病期が進行すると脊椎，特に頸椎にも軟骨・骨破壊が起こり，変形や亜脱臼を生じます（図 4.12）．近年の生物学的製剤などの薬物療法の進歩は，RA に伴う頸椎病変の出現を減少させましたが，副作用や抵抗性のために薬物療法が効を奏さない症例では，著しい変形や致死的な脊髄症をきたす場合もあります．特に，上位頸髄に圧迫病変が見られる場合には，呼吸機能障害や突然死の危険もあり，リスクを覚悟のうえで外科的治療に踏み切る決断を要することもあります．

### 4.2.6 化膿性脊椎炎（pyogenic spondylitis）

細菌感染による椎体および椎間板の炎症（脊椎炎）を呈し，感染経路としては外傷創部や後咽頭からの直接波及の他，血行感染が指摘されています．近年は結核性脊椎炎が減少しており，起炎菌は黄色ブドウ球菌が最も多くなっています[17]．

その他，連鎖球菌や大腸菌なども原因となりますが，通常の細菌培養検査で菌の同定が困難な症例も少なくなく，最近は polymerase chain reaction（PCR）法を用いた病原体遺伝子解析が普及しつつあります．

　治療に関しては，適切な抗菌薬の投与と局所の安静が原則と思われますが，進行する麻痺症状が見られたり感染が遷延している場合には外科的治療が必要となります．その際，病巣の郭清と固定術が基準となりますが[18]，異物である内固定材の使用には慎重を期する必要があります（図4.13）．

## 4.2.7　頚椎後弯症（cervical kyphosis）

　脊柱後弯症には，先天性後弯，若年性後弯（Scheuermann病），ポット脊柱後弯，姿勢性後弯，神経・筋原性後弯，医原性後弯などがあります．これらのうち，特に頚椎に後弯を呈して問題となることが多いのは後者3種類の後弯です．姿勢性後弯は成長期の不良姿勢によるもの，後方筋群や平衡機能の発達遅滞によるもの，職業習慣によるものなどがあります．初期は機能性後弯で可逆性ですが，椎体の楔状化や椎間板変性などの変化が加わって構築性後弯に移行すると難治性となります．神経・筋原性後弯はパーキンソン病，脳性麻痺，筋炎症候群，脊髄腫瘍などに起因する後弯症で，首下がり病（ジェルリエ病）も頚部後方筋群の萎縮が強い例が多いことからこの範疇に入ると考えられます．医原性後弯は椎弓切除術や椎弓形成術後に散見される後弯であり[19]，その予防のために後方筋群や椎弓・棘突起を極力温存する術式が工夫されています（図4.14）[20]．その他，放射線治療後に後弯をきたす例もあります．

【首下がり（図4.15）】

　近年，首下がりに関する報告をよく聞きます．「首下がり」とは，座位・立位の安静時に首が垂れ下がる症候で，1887年ジェルリエが，めまいを伴う発作性の「首下がり」（ジェルリエ病）として報告しています．我が国においても1894年以降「首下がり」に関する報告が行われ，欧米では「首下がり」を dropped head syndrome や floppy head syndrome などと呼んでいるそうです．齋藤らは，「首下がり」を呈す神経筋疾患を原発性，2次性に分類しています．首下がり症に対して，まずは原疾患の治療，頚椎の中間位保持にて経過観察を行い，保存的治療に抵抗した場合には手術療法も考慮されます．頚椎由来の「首下がり」に対する手術方法としては，1期的あるいは2期的な頚椎前方・後方固定術，前方固定単独，後方固定単独，椎弓形成術などが報告されています[21]．しかしパーキンソン病やジストニアなどがある場合には頚椎の固定により筋緊張が増悪する可能性もあり，この場合は原疾患の治療が優先されるべきです．

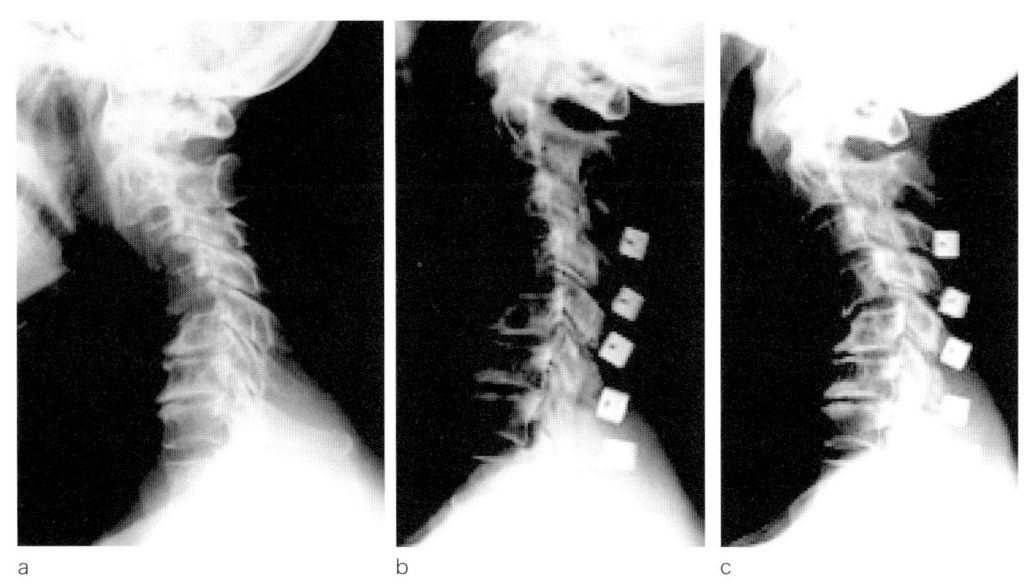

図 4.14 77歳，女性．四肢の痙性による機能障害が進行したため $C_{3-7}$ 黒川式椎弓形成術を施行した．術前には高血圧以外に既往症，合併症はなかった．術後，四肢機能は平均的な改善を示したが，経時的に後弯変形が進行して強い項部痛を訴えるようになった．facet block や筋力訓練で強い痛みは改善したが，現在も，項部痛とこり感が主訴となっている．a：術前側面X線画像，b：術後6ヵ月，c：術後1年6ヵ月．

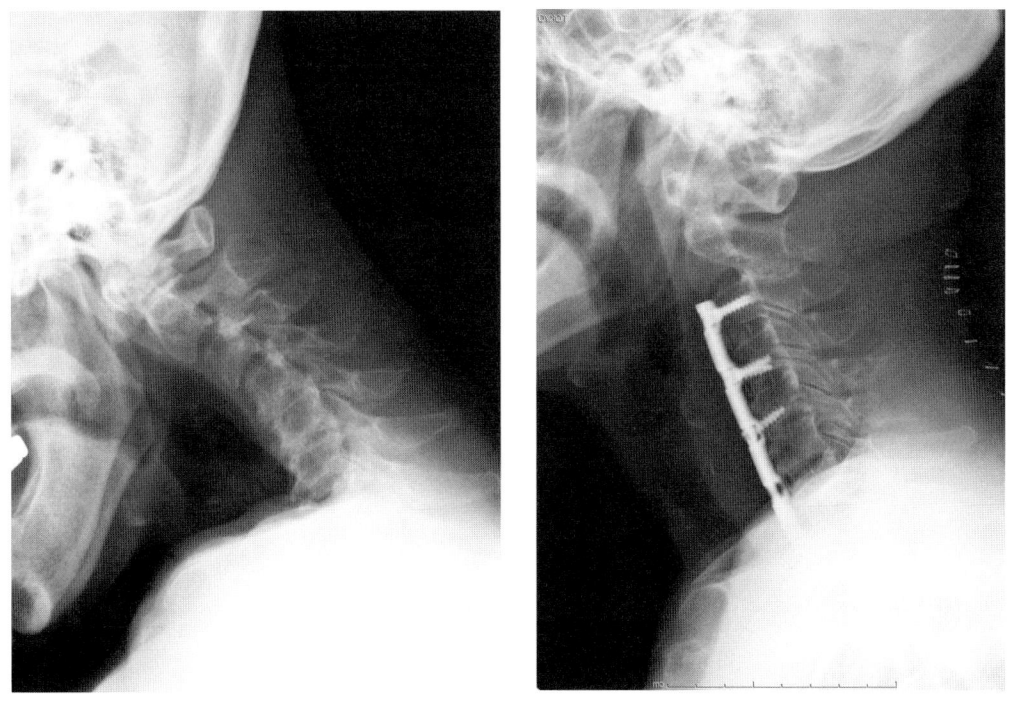

図 4.15 左：術前，右：術後（前方プレート，後方棘突起間テープ固定）．

### 4.2.8 斜　頚（torticollis）

　文字どおり首が曲がった状態の総称で，頚椎の先天奇形による骨性斜頚，胸鎖乳突筋の短縮による筋性斜頚，咽喉頭部の炎症が波及した炎症性斜頚，原因不明の筋痙縮による痙性斜頚，環軸関節の回旋性変位（atlanto-axial rotatory displacement: AARD）に起因する特発性斜頚，習慣性斜頚など様々なタイプがあります．神経症状を呈することはきわめて少ないものの，小児期に好発するため両親が強い不安を持って受診するケースが多いので，原因や治療法について丁寧なインフォームが大切です．

　a　筋性斜頚

　筋性斜頚は，近年少子化に伴い，外来で遭遇する機会は減少してきていますが，無痛性に斜頚位を呈する疾患のなかでは最も一般的です．典型的な症例に関しては診断に迷うことは少ないものの，軽症例では短時間の外来診療では診断が困難な例もあります．胸鎖乳突筋の拘縮により発生し，一側性の場合では顔は健側を向いて，頭部が患側に傾いた姿位をとります（図 4.16a）．両側例では，両側の胸鎖乳突筋が一様に拘縮をきたすと側屈や回旋変形が生じず，顔面が前方に突出した姿勢をとることになります．性差は明らかではなく，右側発症が左側に比して多く．出産との関連では，初産児，骨盤位分娩児，難産例に多いという特徴があります．本疾患は，乳児期の検診において確認すべき重要な項目といえます．病因は，分娩時外傷，炎症，先天異常などの諸説がありますが，いまだに確定されていません．頚部の

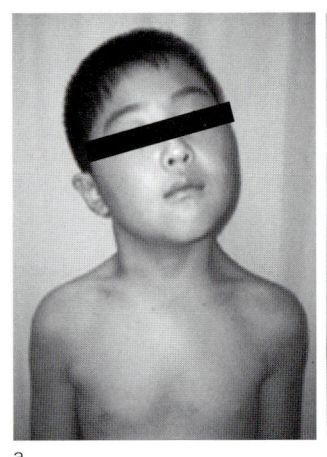

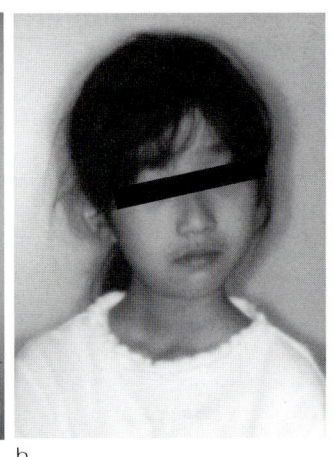

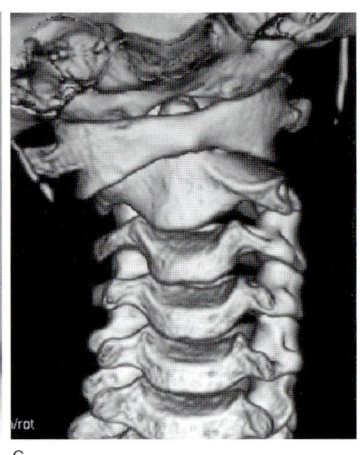

図 4.16　筋性斜頚（a）と AARD（AARF）（b, c）による斜頚の鑑別．筋性斜頚では顎がやや上を向くことと，傾斜側の胸鎖乳突筋に腫瘤や硬結を触れるのが特徴．AARD では顎が下がり顔はややうつむき気味となり，コマドリが餌をついばむ姿位（cock robin position）をとる．筋性斜頚の症例は右胸鎖乳突筋の起始と停止の両方の腱切り術にて，AARD の症例は 1 週間の臥床・免荷にて，それぞれ斜頚が改善した．

動きは，疼痛側への回旋と疼痛と反対側への側屈が制限されます．乳児期において患児が顔を一方向にしか向けず，家族が心配して来院することが多く見られます．通常は頚椎の可動域制限は経時的に軽減し，90％以上の症例において生後1年～1年半で頚部の疼痛および可動域制限は消失して治癒に至ります．しかし，10％弱の症例では胸鎖乳突筋内の腫瘤の縮小後に索状の拘縮が残り，可動域制限や斜頚が遺残します．この索状拘縮が生後1年半～2年経っても明らかに存在する場合には，その後の可動域の改善を期待することは困難とされています．年長での筋性斜頚の遺残例では，患側胸鎖乳突筋に固い拘縮を触知し，頭部を患側へ傾けた姿勢を取り，顔面が健側凸の変形（顔面側弯：facial scoliosis）を示します．2次的な変形としての後頭部の変形や脊柱の弯曲を認めることもあるので注意が必要です．

　治療に関しては，乳児期早期で，向き癖がある場合には後頭部の変形を予防するために反体側から声をかけたりして，患児が積極的に頚部を動かすことで頭部変形を予防するよう育児指導を行います（腫瘤のマッサージ，頚部の他動的ストレッチは，腫瘤の癒痕化を強めて自然治癒を阻害する可能があるので行うべきでありません）．

　幼児期でも胸鎖乳突筋内に索状物が存在し，頚部の可動域制限が著明な場合，斜頚位が増悪傾向にあるものは手術を考慮して3～4歳で手術を行います．斜頚位が遺残する場合であっても，手術後の拘縮の再発，手術瘢痕，胸鎖乳突筋レリーフ消失などの問題から，2歳以下での手術は理想的でなく，また，6歳以降に手術を行った場合にも，斜頚位や顔面側弯などに十分な改善が得られないことが多いようです．手術方法としては，胸鎖乳突筋の筋切り，筋部分切除，筋全摘，Z延長などの方法が報告されていますが，著者は3歳で上下端での筋切りを行うのを基本としています．

### b　環軸椎回旋性変位（atlanto-axial rotatory displacement: AARD）

　幼児期の斜頚の原因として見逃してはいけないのが，環軸椎回旋性変位（回旋性亜脱臼）です．プロレスごっこや転倒・転落などによる外傷性の発生もありますが，上気道感染後に誘因なく発生することもあります（Grisel syndrome）．外観上の特徴として，コマドリが餌をついばむ姿位（cock robin position）をとり，筋性斜頚との鑑別に有用です．すなわち，筋性斜頚では顔面が上方を向くのに対し，環軸椎回旋性変位では顔面はやや下方を向いて顎を引いた形容を呈します（図4.16b, c）．

　本症では，発症から治療開始までの期間が予後を左右します．発症早期においては，簡単なカラー固定などで頚部の安静を促すことで速やかに症状の改善が得られることが多いのですが，斜頚位のまま3週間以上経過すると難治性の環軸椎回旋位固定（atlanto-axial rotatory fixation: AARF）に移行します．数日間のカラー固定で改善が得られなければ，入院にて治療します．持続性グリソン牽引（1～2 kg）を行いますが，食事のときやストレス増大時は牽引を除去してもよいと指示を出します．ただし，起座や立位をとらないように指導し，頭部の重力が環軸関節に加わ

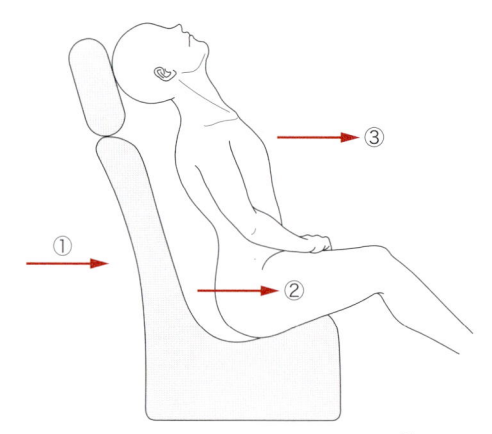

図 4.17 追突事故での加速度の伝達過程[23].

らないようにすることがポイントです．通常，半日〜数日で斜頚が改善して回旋可動域の左右差もなくなりますが，約1週間は臥床を続けさせます．その後，顎が載せられるカラーを装着して起座・立位を許可し，再発徴候がなければ退院となります．退院後も約3週間はカラー固定を続けさせ，運動は禁止させます．再発を繰り返したり，斜頚位のまま放置された症例では，CT にて外側環軸関節の前方に骨欠損や骨棘形成などを高率に認めます．そのような症例でも環軸関節が骨性に癒合しているわけではなく，上記の入院治療でほとんどの症例が改善します．きわめて難治性の場合には，前方から環軸関節の亜脱臼を整復したり，後方から矯正固定を行うなどの外科的治療が必要となりますが，当院の経験では10年間に1例のみときわめて稀です．患児や両親が入院治療を嫌がっても，早期例では保存的治療の成功率が高いことを説明し，骨軟骨の変形が高度になる前に治療することが大切です．幼小児期は，上位頚椎の成熟度に比して頭部重量が大きいことが本症の発生に大きく関わっていると考えられ，環軸関節に加わる垂直方向の負荷を取り除くことが保存的治療の要点です．

### 4.2.9 外傷性頚部症候群

近年，日本での追突事故はヘッドレストやエアーバッグの導入で重症事故は減少し，低速度追突が多くを占めています．基礎実験によると，頚部の運動が生理的運動範囲を超えない追突事故でも頚部痛など各種症状が発生することが明らかとなり，むち打ち損傷が単純な頚椎や周囲軟部組織の捻挫ではないことが推察されています[22]．自動車衝突，特に追突事故による場合，運転者の体幹部は急に前方に押し出され，重い頭部は慣性の法則で残るために頚部が急激に後屈し，続いて反動で前屈します．ちょうど，頚部と頭部は鞭を打ったときのように急激な運動をして頚

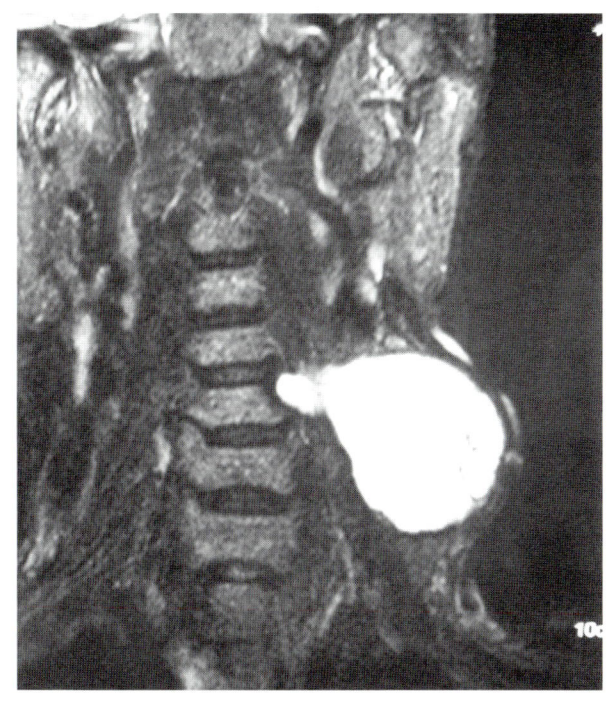

図 4.18 左 $C_6$ 神経根より発生する砂時計腫.

部が激しく伸展屈曲され，その結果いろいろな障害が生じるようになると考えられています．その際，ヘッドレストの高さ，受傷時の姿勢によって外力の伝達過程に変化が生じることも知られています．

　志願者を用いた実験的研究によると，追突により約 50〜100 ms で頚椎は屈曲状態を示し，伸展動作に移動します．加速度は車体，腰部，胸部，頭部の順に発生し（図 4.17），わずか 300 ms で終了しています．随意運動としての身体反応は，潜時を含めて最大の筋力が発生するまで 150 ms 以上かかると報告されており，追突に対応できないこととなります．そのため，通常の身構えた状態で生じた外力とは異なった剪断力が頚部に加わり，頚部の椎間関節，脳幹や内耳，髄液圧に影響を与える可能性があります．

### 4.2.10 頚髄腫瘍（神経鞘腫）

　頚髄腫瘍には様々な種類がありますが，ここでは最も頻度が高い神経鞘腫（砂時計様の形態を呈することが多い）について解説します．

　Heuer は脊髄砂時計腫を，「硬膜，椎間孔などで絞扼され砂時計様の形態をなす腫瘍群で，組織学的には様々なものを含むが，転移性腫瘍および原発性の腫瘍は除外する」と定義しています．しかし現在では，脊髄砂時計腫は椎間孔や硬膜をま

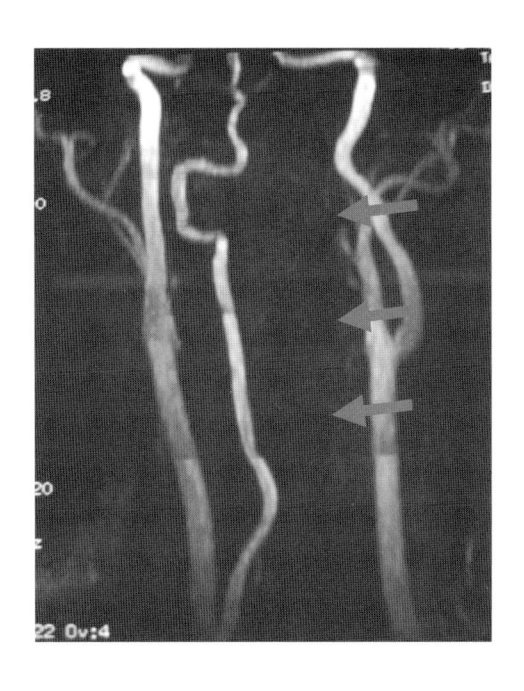

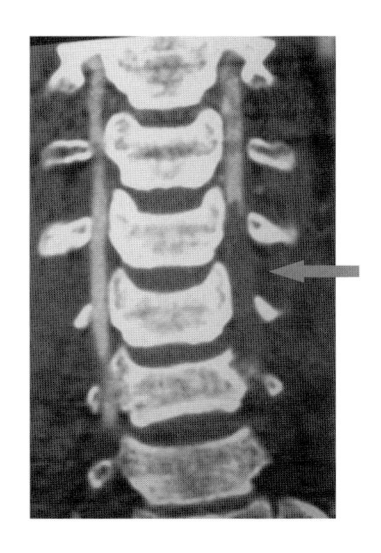

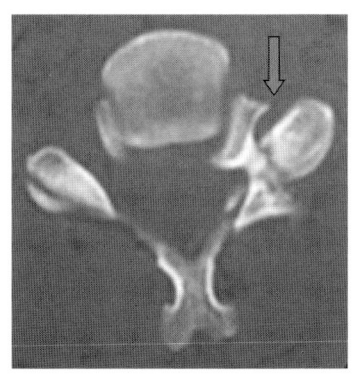

図 4.19　椎骨動脈での血栓.
左：MRA，右上：CT アンギオ，右下：CT.

たいで存在する腫瘍の総称として用いられる用語であって，必ずしも砂時計や鉄亜鈴のような形態をしていなくても使用される呼称といえます（図 4.18）．砂時計腫の全脊髄腫瘍内での割合は 14 〜 18％で，発生部位については Ozawa らが頸椎 44％，胸椎 27％，腰椎 21％，仙椎 5％と報告しています．

　砂時計型神経鞘腫のアプローチには，後方到達法，前方到達法，前後到達法による腫瘍摘出が報告されています．砂時計部分の前方部分でわずかに腫瘍が残存しても良性腫瘍であるため問題ないことが多く，後方アプローチで摘出できる場合が多くなっています．しかし，前方要素の大きい Eden 分類の type II，III で前方に大きく腫瘍が進展している場合は，後方のみでは腫瘍の摘出は困難であるため前方侵入の適応となります．腫瘍発生部位である神経根と脊髄の操作性は後方アプローチのほうが容易であるため，後方での切離を行ってその後前方摘出を行う手術手順が一般的です．その際，砂時計腫のくびれにあたる神経管の処理は前方アプローチが有利であり，後方から無理して過度に椎間関節を切除しないように注意したほうがよいでしょう[24]．

問題になるのは，腫瘍の被膜や神経上膜を残していわゆる核出術で済ますのか，神経根を結紮して取りにかかるのか，ということです．神経根を結紮すると一定の頻度で神経脱落症状が出現し，時としてカウザルギーが出現することもあります．部分的に回復することが多いのですが，強い麻痺が残存するケースがあることも事実です．

　一方，核出術でなんとなく腫瘍を残してしまうと再発の危険性が生じます．神経鞘腫は再発頻度がそれほど多くなく，髄膜腫と違って再手術が困難というわけでもないという理由から，初回手術では神経根の完全切断を行わない脊椎外科医もいます．大きめの砂時計型神経鞘腫は核出しようとしてもボロボロになって何を取っているのか，何を残しているのか不明になることもあります．しかし，結果的に大きな麻痺につながることは避けなければならず，大きな腫瘍では術前に麻痺悪化の可能性を説明したうえで，核出と神経根の切離を行うことが確実かもしれません．腕神経叢まで及んだ神経線維腫は遠位断端の境界を見極めるのが困難であるため，これを取りきるのはもっと難しいと思われます．

### 4.2.11　脊髄損傷

　脊髄損傷の年齢分布は，若年者と高齢者の2峰性のピークを持ちますが，社会の高齢化に伴い，高齢者の非骨傷性頸髄損傷が増加傾向にあるようです．元来狭窄がある部分に外力が加わって脊髄損傷となる場合が多いわけですが，急性期においては手術療法と保存療法との間で麻痺の改善に差を認めないことから，一般には急性期の手術適応は少ないと考えられています．頸椎症性変化やOPLLによる脊柱管狭窄因子が存在し，麻痺の改善が十分でない場合には除圧手術を行うことがありますが，その手術適応と時期，効果については不明な点も多いと言えます．MRIの輝度変化は受傷後1～2週でT2強調像の高輝度変化が大きくなるので，初診時にははっきりしなくても追加検査をすることが重要となります（図4.19）．

　また，脱臼を伴う場合には，椎骨動脈血栓の発症を確認するためMRAが必要となります[25]．

### 文　献

1) 厚生労働省：日本人の肩こり　最新統計1（平成16年国民生活基礎調査），2004．
2) Houser O, Onofrio B, Miller G: Cervical spondylosis and myelopathy: Evaluation with computed tomography. Mayo Clin Proc 69: 557-563, 1994.
3) Hamburger C, Buttner A, Uhl E: The cross-sectional area of the cervical spinal canal in patients with cervical spondylotic myelopathy: Correlation of preoperative and postoperative area with clinical symptoms. Spine 22: 1990-1994; discussion 1995, 1997.
4) Stookey B: Compression of spinal cord due to ventral extradural cervical chondromas. Arch Neurol Psychiatr 20: 275-291, 1928.

5) 林 春樹 他：高齢者における頚椎症性脊髄症の成因に関する研究―臨床的ならびに画像診断からみて―. 日整会誌 61: 1015-1025, 1987.
6) 有田親史, 小林郁雄：老人の脊柱変形の分析. 臨整外 15: 115-122, 1980.
7) 三原久範 他：高齢 (65歳以上) 発症頚髄症の臨床およびX線学的検討. 日脊椎脊髄病会誌 9 (2): 425-31, 1998.
8) 花堂祥治 他：高齢者 (65歳以上) 頚髄症の臨床像の特徴と手術成績. 東日臨整外会誌 5: 336-340, 1993.
9) Hammond W: A Treatise on Disease of the Nervous System, D Appleton, New York, pp654-662, 1871.
10) 平山恵造：神経症候学. 文光堂, 東京, pp1-581, 1979.
11) Anderson WW, et al: Cervical spondylosis in patients with athetosis. Neurology 12: 410-412, 1962.
12) 江原宗平, 原田武雄：頚椎症の病態―脳性麻痺を中心に. OTジャーナル 26: 80-84, 1992.
13) 原田武雄 他：アテトーゼ型脳性麻痺患者に生じる頚椎症性神経根症, 頚髄症に対する手術治療. 中部整災誌 37: 555-556, 1994.
14) 石井秀典 他：成人脳性麻痺患者の頚椎―X線所見ならびに手術例の検討. 中部整災誌 31: 2258-2267, 1988.
15) 三原久範：アテトーゼ型脳性麻痺に伴う頚椎症性脊髄症に対する前方後方固定術の治療成績. 別冊整形外科 29: 163-169, 1996.
16) 三原久範 他：アテトーゼ型脳性麻痺に伴う頚椎症性脊髄症に対する手術療法の再手術例について. 臨整外 43 (5): 465-72, 2008.
17) 広畑和志 他：頚椎の感染症. 標準整形外科 第5版, 医学書院, 東京, pp403-409, 1993.
18) 橋爪 洋 他：化膿性脊椎炎78例の検討. 臨整外 38 (4): 571-576, 2003.
19) 須田浩太 他：頚椎アライメントが椎弓形成術の治療成績に及ぼす影響 ―頚椎後弯の許容範囲とは？―. 北海道整災外会誌 47 (2): 14-17, 2006.
20) Shiraishi T: Skip laminectomy—a new treatment for cervical spondylotic myelopathy, preserving bilateral muscular attachments to the spinous processes. Spine J 2 (2): 108-115, 2002.
21) 宮本泰典, 遠藤健司, 馬嶋正和 他：頚胸椎固定術を行った首下がりの1例. 関東整災誌 39: 48-52, 2008.
22) Endo K, Ichimaru K, Komagata M et al. : Cervical vertigo and dizziness after whiplash injury Eur Spine J, 15, 886-890, 2006.
23) 遠藤健司：むち打ち損傷ハンドブック, シュプリンガー・ジャパン, 2010.
24) 遠藤健司, 鈴木秀和 他：脊椎・脊髄神経手術手技 頚椎および胸椎部砂時計型神経鞘腫に対する, 一期的前後方手術, 脊椎・脊髄神経手術手技 11, 104-107. 2009.
25) 遠藤健司, 山本謙吾 他：椎骨動脈血栓症を合併した頚椎脱臼骨折. 東京医科大学雑誌 65, 437-449, 2007.
26) Mihara H, et al: Follow-up study of conservative treatment for atlantoaxial rotatory displacement. J Spinal Disord 14 (6): 494-499, 2001.
27) 廣島和夫, 米延策雄：これでわかる整形外科X線計測 (改訂第2版), 金原出版, 東京, 1990.
28) Dwyer A, et al: Cervical zygapophyseal joint pain patterns. I: A study in normalvolunteers. Spine 15: 453-457, 1990.

# 5. 治 療

## 5.1 保存療法

### 5.1.1 カラー療法

　　頚椎カラーの装着は，24時間連続で数日間試してみるのが理想的です．しかし，どうしても日常生活や仕事上無理な場合は，パソコン操作時のみや作業時のみなど，頚椎に負担のかかるときだけ使用するよう指導する方法もあります．カラー療法は急性期症状の改善には有効ですが，慢性期症状に対していたずらに治療を続けると頚部筋力の低下や関節の拘縮などを来して，かえって症状を悪化させる可能性もあり注意が必要です．

### 5.1.2 ブロック

　　近年はペインクリニックが多数開設され，通院患者数も年々増加の一途をたどっています．そこでの治療はブロック注射が中心となりますが，頚椎疾患に対するブロック注射には表5.1のような種類があります．ブロック注射の最大の魅力は即効性にあると思われます．長年にわたり悩まされてきた痛みやこりなどの不快な症状が，数回の施術で霞が晴れたように劇的に改善することがあり，その恩恵にすがる患者が増加しているのも頷けます．ただし，ブロック療法はその名のとおり神経系統の伝達をブロックする治療であり，身体が知らせてくれるアラームを遮断していることを認識しておく必要があります．ペインクリニックや整形外科医院などで長期にブロック療法を受けているうちに，頚髄症が重症化したり，悪性腫瘍が進行し

表5.1　ブロック療法

① トリガーポイント・ブロック
② 硬膜外ブロック
③ 神経根ブロック
④ 交感神経ブロック

た症例も少なからず経験します．各家庭の火災報知器に例えるなら，風が吹いただけでアラームが鳴るのも困りますが，実際に火事になってもアラームが鳴らないのはもっと困ることになります．

### 5.1.3 理学療法

　もうひとつ広く世間に普及している治療に理学療法があります．理学療法には大きく分けて，運動療法と物理療法があります．運動療法としてまず最初に行われるのが関節可動域訓練でしょう．何らかの理由で本来滑らかに動くべき関節の可動性が損なわれている場合に有効で，頚椎疾患においては頚部，体幹部，肩甲部あるいは上肢の動きの改善を図ります．関節の可動性のみならず，脊柱や上肢帯のバランスも調整し，さらには筋肉の伸張性・血流・リンパ流なども併せて改善できることが期待できます．頚部から上肢帯にかけては可動関節の数が多く，また神経や血管も密に分布しているため，これらの機能を整えることは特に重要と考えられます．急性期が過ぎた後には筋力訓練が重要となります．衰えた筋力を回復させ，さらに故障しにくい身体に鍛えることで再発を予防します．神経－筋機能の向上や各関節の可動性を回復させる際に，proprioceptive neuromuscular facilitation（PNF）と呼ばれる治療理論（哲学とも言われています）があります．固有受容性神経筋促通法と和訳され，固有受容器を刺激することによって神経筋機構の反応を促通する方法と定義されています．パフォーマンスの向上に効果を示すことから，スポーツ選手に対するリハビリテーションとして有名となりましたが[1]，本来はポリオ後遺症患者の筋収縮を高めるための手法として開発された理論であり，頚椎・頚髄関連の疾患に対しても有効な方法と思われます[2,3]．これらの運動療法に際しては，医師や

表5.2　理学療法の種類

| |
|---|
| 1. 運動療法 |
| 　① 節可動域訓練（頚部，体幹，肩甲部，上肢） |
| 　② 筋力訓練 |
| 　③ PNF：固有受容性神経筋促通法 |
| 2. 物理療法 |
| 　① 牽引療法（持続牽引，間歇牽引） |
| 　② マッサージ |
| 　③ 電気治療（低周波電気刺激，SSP療法，他） |
| 　④ 水治療法 |
| 　⑤ 温熱療法（ホットパック，極超短波，超音波，他） |
| 　⑥ 寒冷療法 |
| 　⑦ 光線療法（赤外線，紫外線，レーザー光線） |

PNF: proprioceptive neuromuscular faciliation, SSP: silver spike point.

理学療法士のみならず，看護師や介助者あるいは家族なども含めたチームを組み，個々の症例に応じた治療体制を整備することが大切です[4]．

理学療法のもうひとつの柱，物理療法には実に多くの種類があります（表5.2）．それらのなかで代表的なのが牽引療法です．持続牽引と間欠牽引がありますが，通院で行うのは間欠牽引で，体重の1/5以下の強さで約10分間牽引します．肩こりや頚部痛，根性神経痛に対して速やかな効果が期待でき，一般整形外科医院で牽引を行わないところはほとんどないと言っても過言ではありません．しかし，それほどの効果が見られない症例に対して漫然と牽引療法を続けることは避けるべきです．何でもかんでも湿布ばかり処方する「湿布医者」と並んで，牽引一辺倒の「牽引医者」はやぶ医者の代名詞となりかねないので注意が必要です．その他，マッサージや電気治療などは筋肉の緊張を緩和することで，こり感や痛みの改善を図ります．温熱療法，寒冷療法，光線療法などは，深部組織への刺激により血流やリンパ流を賦活して新陳代謝を促進し，発痛物質や老廃物を患部から取り除く効果が期待できます[5]．これらの治療は交感神経系を緊張させることがあり，心不全や閉塞性動脈硬化症を有する患者への適応は慎重を要します[6]．また，悪性腫瘍や多発性硬化症に対しては増悪因子となる危険があります．

## 5.2 代替治療

### 5.2.1 補完・代替医療

補完・代替医療とは通常医療を補完し相補する医療とされ，鍼灸・指圧・気功などの中国医学をはじめ，ヨガや柔道整復からハーブ療法あるいは心理療法に至るまで，非常に多くの種類があります[7]．通常は保険診療に包含されないため治療費は割高となりますが，近年の健康ブームによりこれらの代替医療に通う患者数は通常医療の患者数を上回っており，米国の調査では特に富裕層にその傾向が強いとされています[8]．これだけ患者数が多いということは，西洋医学で改善できない症状や疾患に対しても一定の効果があると認めるべきでしょう．しかし，これら代替医療の多くが，診療行為の科学的証拠を築き上げながら進める医療（evidence based medicine: EBM）として体系化されていないことが問題です．また，適切な教育に基づいての資格認定制度の整備も十分とは言えません．利益優先主義に走らず，長期的展望をもってこれらの問題点を解決していけば，通常医療とうまく連携が取れるはずです．そこで初めて，文字どおり補完・代替医療と呼ぶにふさわしくなり，多くの人々の健康増進に貢献すると期待されます．

## 5.3 薬物療法

薬物療法は保存療法のなかでも頻用される治療法であり，消炎鎮痛薬，筋弛緩薬，プロスタグランジン $E_1$（$PGE_1$）製剤などは頚椎症による疼痛や肩こり，しびれといった症状に対しよく使用されます．有効であったという報告は多く存在しますが，薬物単独でどの程度の有効性があるのかというエビデンスに乏しく，多くは経験論です．そのため各々の症状への対症療法となり，1つ1つ試していくほかありません．

薬物治療はその病態，症状により多岐にわたりますが，その代表はやはり非ステロイド性抗炎症薬（NSAIDs）でしょう．しかし慢性的な痛み，しびれを伴う痛みに対しては特に効果が得られないことも多く，その際の漫然としたNSAIDsの使用は副作用の問題からも避けるべきです．痛みを取り除くには痛覚伝導路のいずれかを遮断すればよいため，NSAIDsの他に抗うつ薬，抗不安薬，抗痙攣薬，筋弛緩薬，オピオイド製剤などが用いられています．

以下に，それぞれの薬剤の特徴を簡単に記します．

### 5.3.1 NSAIDs

組織障害による内因性発痛物質の産生から疼痛を感受する神経終末に至るまで，重要な役割を果たすアラキドン酸カスケードのなかで，非ステロイド性抗炎症薬（NSAIDs）はシクロオキシゲナーゼ（COX）活性を阻害し，各種のプロスタグランジン（PG）の生合成を抑制することにより，鎮痛効果を発揮します．

NSAIDsは構造，作用時間，剤形（投与方法）が様々であり，作用時間は痛みの種類や個々の生体機能の問題からも重要です．また，同一成分でも剤形により体内動態が異なることにより，痛みの持続時間・程度による選択や患者の状態によっても使い分けができます．さらに，NSAIDsには副作用軽減目的のためのプロドラッグ，

表5.3　シクロオキシゲナーゼ（COX）の相同性

|  | COX-1 | COX-2 |
| --- | --- | --- |
| 細胞内局在 | 小胞体（細胞質） | 小胞体＋核膜 |
| 調節 | 構成的 | 誘導的 |
| 変動の範囲 | 2〜4倍 | 10〜80倍 |
| 組織 | 血小板，血管内皮細胞，胃粘膜，腎，その他 | マクロファージ／単球，線維芽細胞，活膜細胞，前立腺，卵胞，その他 |
| 刺激物質 | なし | サイトカインなど |
| グルココルチコイド | 作用せず | 発現を抑制 |
| NSAIDs | 阻害作用 | 阻害作用 |
| 役割 | 生理的機能 | 炎症，細胞増殖，排卵など |

（川合眞一，内科 86：279-284，2000，一部改変）

腸溶性製剤，作用時間延長のための徐放性製剤など様々な工夫が成されています．

COX には COX-1 と COX-2 のサブタイプがあります（表 5.3）．COX-1 は一般に多くの細胞に恒常的に存在し，胃粘膜，腎血流，血小板凝集など生体にとって重要な生理機能を有しています．たとえば血小板では COX-1 によりトロンボキサン $A_2$（$TXA_2$）が産生され，出血時には血小板凝集により止血に働きます．また胃粘膜では COX-1 により産生された $PGI_2$ や $PGE_2$ は血流を維持し，粘液の分泌を増加させることにより胃粘膜保護に働きます．

一方，COX-2 はサイトカイン（特に IL-1 や TNF-α）などの刺激により一過性に核内で産生され，核膜に存在する誘導型の酵素で，これにより産生された PG は主に炎症反応，創傷治癒などの作用を持ち，痛みと炎症の増強に関わります．このため COX-2 を選択的に阻害すれば理論的に副作用が軽減できるとされ，選択的 COX-2 阻害薬の開発が盛んに進められ，米国では NSAIDs 全処方のなかでの選択的 COX-2 阻害薬の占める割合が増加しています．すでに市販されている NSAIDs にも COX-2 選択性が強い薬剤があり，その選択性を比較した論文もいくつか発表されていますので，それを表 5.4 にまとめました．

ただ，近ごろ COX-2 選択性が高すぎる場合の性腺への悪影響や血栓形成傾向というマイナス面も示唆されています．COX-2 選択性の高い NSAIDs は，血小板の COX-1 を阻害しないために血小板凝集を抑制しません．動脈硬化を呈する患者の $PGI_2$，$TXA_2$ の発現は著明に亢進し，$PGI_2$ 産生には COX-1 だけでなく COX-2 も寄与することが示唆されています[9]．

動脈硬化病変部位では，血管内皮の COX-2 を阻害することで $PGI_2$ 産生が阻害されるため，血栓形成は従来の NSAIDs に比べ増強される可能性があります．

以上のように，選択性がより強ければさらに有用な薬物であるとはいえない側面もあるのが現状であり，今後の詳細な研究・検討が必要とされます．

表 5.4　NSAIDs の COX 選択性の比較

| COX-2 選択性 | NSAIDs |
| --- | --- |
| 大 ↑ | セレコキシブ |
| | エトドラク，メロキシカム |
| | ジクロフェナクナトリウム，メフェナム酸 |
| | ロキソプロフェナトリウム，ザルトプロフェン |
| | スリンダク，ナブメトン，ピロキシカム |
| | イブプロフェン，ナプロキセン |
| | アスピリン |
| 小 | インドメタシン，フルルビプロフェン，モフェゾラク |

**【NSAIDs の注意点】**

　アスピリン喘息，消化器粘膜障害や腎障害の危険性が著明に高い患者ではNSAIDs の使用は禁忌です．成人喘息の約 10％は酸性 NSAIDs により喘息発作を起こし，時に大発作となります．それは内服，注射だけでなく坐薬，湿布薬も発作を誘発するため注意が必要です．アスピリン喘息患者が解熱鎮痛薬を必要とする場合，NSAIDs のなかでも塩基性のもの（塩酸チアラミドなど），アセトアミノフェンは安全に投与できるとされています（EBM 喘息ガイドラインより）．

　塩基性 NSAIDs は酸性のものに比べ COX 阻害作用が弱く，副作用が少ないことが特徴です．鎮痛作用と抗炎症作用がありますが抗炎症作用は弱く，その機序は明らかになっていません．

　アセトアミノフェンはアスピリンに匹敵する解熱鎮痛作用を有しますが，抗炎症作用はきわめて弱くなっています．その作用機序は，中枢神経系や COX-3 に対する作用など諸説ありますがまだ明らかになっておらず，おそらく複数の機序があるものと思われます．

　また，2011 年に薬用量が改訂され鎮痛効果が発揮されやすくなりました．以前は1 回最大 500 mg，1 日 1,500 mg が上限であったのが，1,000 mg/ 回，4,000 mg/日と大幅に増量され鎮痛薬としての今後が期待されます．

### 5.3.2　副腎皮質ホルモン製剤

　強力な抗炎症効果があり，急性期の強い痛みや組織の炎症による脊髄神経周囲の浮腫を抑えるためにしばしば使われます．グルココルチコイドは炎症の初期（毛細血管拡張・透過性亢進，浮腫，マクロファージや好中球など白血球の炎症巣への遊走，食細胞の活性化）から終期（毛細血管と線維芽細胞の分化・増殖，肉芽形成，瘢痕化）までの全過程を抑制するため，強力な抗炎症効果を呈します．

　頚椎症の疼痛に対しては慢性的に投与すべきではありませんが，いずれにしても患者自身にこれらの副作用とその初期症状を伝え，早期対応に努めることが必要です．

　急性期脊髄損傷に対するコハク酸メチルプレドニゾロンナトリウム（MPSS）の大量投与（MPSS を 30 mg/kg を 15 分間で静脈内投与し 45 分間の休薬後，1 時間量 5.4 mg/kg を 23 時間持続的に静脈内投与）においてもステロイド副作用を考慮する点では同じです．その有効性が疑問視されている昨今，米国のガイドラインでも MPSS の大量療法を認めていますが，そのエビデンスは臨床的有用性よりも有害な副作用が明確であることを周知したうえで使用すべきであると記載しています．

### 5.3.3 筋弛緩薬

筋弛緩薬は，中枢性筋弛緩薬と末梢性筋弛緩薬に大別されます．

中枢性筋弛緩薬は，主として脊髄あるいは上部中枢に働いて過度の骨格筋の緊張を緩解させる薬物であり，しばしば筋骨格系の慢性痛に対する治療に使われます．

#### a　エペリゾン（ミオナール®）

塩酸エペリゾンは，筋紡錘から出る求心性線維の活動を抑制するために骨格筋の緊張亢進を緩和します．また，$Ca^{2+}$拮抗作用ならびに交感神経抑制作用により血管を拡張し，循環を改善します．効果は比較的穏和です．

#### b　チザニジン（テルネリン®），アクロクァロン（アロフト®）

脊髄および脊髄上位中枢に作用し，筋緊張を緩和します．脊髄における多シナプス反射を抑制しますが，単シナプス反射抑制作用は弱いためα固縮，γ固縮に有効です．チザニジンの作用は強く，少量から開始し漸増します．また$α_2$刺激作用があるので血圧低下に注意が必要です．

#### c　バクロフェン（リオレサール®，ギャバロン®）

γ-アミノ酪酸（GABA）は，中枢神経系における抑制性の化学伝達物質ですが，GABAそのものは血液-脳関門を通過できません．そこでGABAの構造を改変して血液-脳関門を通過できるようにした化合物がバクロフェンです．脊髄の多シナプス反射を抑制しますが，単シナプス反射に対する抑制がより強力です．突然の中断で離脱症状が起こり得るので，除々に減量〜中止する必要があります．

#### d　クロルフェネシン（リンラキサー®）

脊髄および脳幹網様体の多シナプス反射経路における介在ニューロンを抑制して筋の弛緩を生じます．単シナプス反射に対してはほとんど影響がありません．運動器疾患に伴う有痛性痙縮（腰背痛症，変形性脊椎症，頚肩腕症候群など）に内服で適用されます．

#### e　末梢性筋弛緩薬

末梢性筋弛緩薬としてはダントロレン（ダントリウム®）があり，これは骨格筋に直接作用する新しいタイプの筋弛緩薬です（図5.1）．骨格筋細胞内において筋小胞体からの$Ca^{2+}$の遊離を抑制し，筋弛緩作用を発揮するため，痙性麻痺による筋硬直に内服で用いられます．また，筋線維内の$Ca^{2+}$過剰遊離によるとされる悪性高熱症に対する特効薬にもなります．副作用として脱力，眠気，めまいなどが起こり得ますが，一過性であることが大半です．

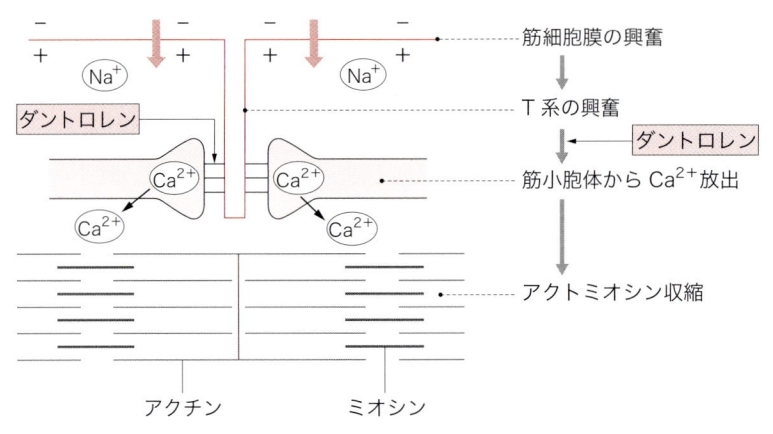

図 5.1　ダントロレンの作用機序.

### 5.3.4　抗うつ薬

　抗うつ薬は，抗うつ作用が発現するよりも少量で，しびれたような，締め付けられるような，あるいはつっぱるような持続性疼痛に対して鎮痛効果が認められます．
　その鎮痛作用は主にノルエピネフリン，セロトニンの再取り込みを阻害→シナプス間隙のこれらモノアミン濃度を高める（図5.2）→脊髄下行性抑制系を賦活する（図5.3）と考えられています．
　また，慢性疼痛患者ではうつ状態が高率に合併し，疼痛閾値の低下をきたしていることは以前から指摘されており，その際の抗うつ薬の使用は多くは有効です[10]．
　実際の使用法としては，代表的な三環系抗うつ薬の1つであるアミトリプチン（ト

図 5.2　代表的な中枢神経物質.

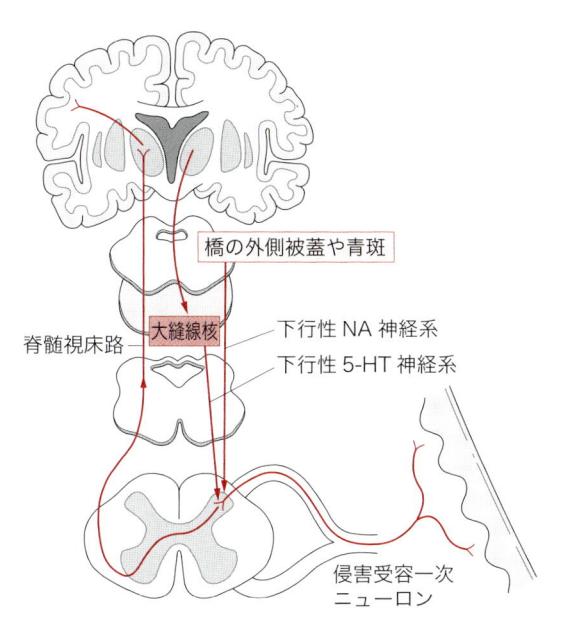

図 5.3 ノルエピネフリン(NA), セロトニン(5-HT)疼痛伝達系.

リプタノール®）またはアモキサピン（アモキサン®）の場合は就寝時に 10 mg または 25 mg から開始し，効果を見ながら数日ごとに 10 〜 25 mg ずつ増量します．

鎮痛効果は 40 〜 60 mg 程度で得られることが多いのですが, 個人差があり年齢・疼痛の強さに関わらず低用量でも有効な場合もあります．増量しても効果が得られなければ他の抗うつ薬あるいは他剤への変更を考慮し，漫然と投与すべきではありません．

一般的にうつ病患者に対する抗うつ効果は 14 〜 21 日かかりますが，慢性疼痛患者における鎮痛効果はそれとは異なり，3 〜 7 日と早期に発現します[11]．

また，注意すべき副作用として抗コリン作用，降圧作用（α 受容体遮断による），心抑制作用，錐体外路症状などがありますが，抗うつ薬の種類によっても特徴は変わってきます．

SSRI や SNRI のような抗うつ薬は副作用が少なく投与し易いのですが，鎮痛効果については有効・無効の文献があり，その有効性については今のところ確立していません．モノアミン再取り込み阻害という作用を考えると鎮痛効果も期待でき，選択肢の 1 つにはなり得るでしょう．

### 5.3.5 抗不安薬

代表的な抗不安薬としてベンゾジアゼピン類（BDZs）があります．

BDZs は GABA 受容体を活性化して，GABA 作動性神経の機能を亢進させます

（図 5.3）．GABA は代表的な抑制性伝達物質であり，筋弛緩作用，抗痙攣作用の機構にはこの GABA が関与していると考えられています．

肩こりでよく処方されるデパス®（エチゾラム）は同じジアゼピン系薬物ですが，BDZs 系に比べ作用時間は短く力価は強い薬剤です．その他に BDZs 系薬物であるジアゼパム（ホリゾン®，セルシン®）や抗てんかん薬として知られるクロナゼパム（リボトリール®，ランドセン®）などが使用されています．BDZs 系薬剤は効力の強さ，毒性の少なさで現在では繁用されていますが，筋弛緩作用からふらつきが起こり得るので，お年寄りや足の不自由な患者への投与には注意が必要です．

### 5.3.6　抗痙攣薬

抗痙攣薬は，電気が走る，痛みが走る，刺すような痛みと表現されるような，安静時に発作的に生じる疼痛に有効です．代表的なものとしてカルバマゼピン（テグレトール®），バルプロ酸（デパケン®，セレニカ®），クロナゼパム（リボトリール®，ランドセン®）などが鎮痛補助薬として使われています．

その鎮痛作用は，カルバマゼピンは神経細胞膜の $Na^+$ チャネルに作用し損傷神経の異常放電や過剰興奮を抑制することにより，バルプロ酸やクロナゼパムは GABA 受容体に作用し脳内の抑制系を増強することにより鎮痛作用を示すと考えられています．

第一選択のカルバマゼピンは 100～200 mg を分 2，または就寝前に分 1 から開始し，2～3 日ごとに 100～200 mg ずつ増量します．

バルプロ酸は 200～400 mg を分 2 から開始し，2～3 日ごとに 200 mg ずつ増量します．半減期が短いのですが徐放錠があり，1 日 1 回投与も可能です．

クロナゼパムは 0.5 mg・分 1 で就寝前から開始し，4～6 日ごとに 0.5 mg ずつ増量します．眠気やふらつきが比較的強いため十分注意が必要です．

また新世代の抗痙攣薬，ガバペンチン（ガバペン®）やガバペンチンと類似した γ－アミノ酪酸（GABA）の構造類縁体のプレガバリン（リリカ®）が末梢性および中枢性の神経障害性疼痛に効果があり，他剤で無効な症例で有効性を示すことが増えています．ガバペンチンは疼痛に対する適応がないが，2～3 日程度で効果判定，増量ができます．一方で，プレガバリンはガバペンチンに比べ少量の投与で済みますが，増量には 1 週間以上かけなくてはなりません．また，めまい，ふらつきが出やすいため添付文書以下の用量（眠前 75 mg 分 1，高齢では 25 mg 分 1 など）で開始することをお奨めします．いずれにしても今後の評価・検討に注目したいところです．

抗痙攣薬全般に言えることですが，副作用には眠気やふらつきがあり，相互作用も多いことから投与前には必ず他剤との相互作用を確認し，効果と副作用の両面から注意深く使用する必要があります．抗痙攣薬は上述のように作用機序が違うもの

があるため，効果のない場合は他剤へ変更する価値は十分にあるでしょう．

いずれも副作用には眠気やふらつきがあり相互作用も多いことから，投与前には必ず他剤との相互作用を確認し，効果と副作用の両面から注意深く使用する必要があります．抗痙攣薬は上述のように作用機序が違うものがあるため，効果のない場合は他剤へ変更する価値は十分にあるでしょう．

### 5.3.7　プロスタグランジン製剤

$PGE_1$誘導体であるリマプロストアルファデクス（オパルモン®，プロレナール®）は血流増大，血小板凝集抑制作用のある血管拡張剤です．馬尾神経の血流を改善し，頚椎症に伴う自覚症状（下肢痛・しびれ），歩行能力の改善に広く使われています[12]．

頚椎の器質的要因が大きいため治療効果としてはほどほどではありますが，重大な副作用が少なく使い易いと言えます．一方，神経根痛や激しい急性疼痛には反応が小さい傾向があります．また一般的な投与量 15 μg/day は，6 μg/day よりも効果は高いのですが，30 μg/day との比較ではそれほど効果に変わりはないと報告されています[13]．

### 5.3.8　ノイロトロピン

ノイロトロピンは，非蛋白性の「ワクシニアウイルス接種家兎炎症皮膚抽出液」を主成分とする医薬品です．

作用機序は下行性疼痛抑制系の活性化，ブラジキニン遊離抑制作用，局所の循環改善作用による鎮痛作用が考えられています．

臨床的には腰痛症，頚肩腕症候群，肩関節周囲炎，変形性関節症や帯状疱疹後神経痛に対する有効性が添付文書上にも記載されています．激しい急性疼痛というよりは，慢性的に長引く疼痛に効果が高く，他剤無効な痛みに対し有効な症例が複数報告されています．また非オピオイド，非 COX 阻害薬であるため副作用が少なく使い易い薬剤です．

### 5.3.9　オピオイド製剤

非がん性疼痛へのオピオイド使用の是非には様々な意見があります．オピオイドの頚部痛への有効性はいくつも報告されていますが，耐性・乱用などの社会的問題からもいまだ議論が多く，一般的にはなかなか使用されにくいのが現状です．

また，実際にオピオイドを導入するにあたり難しいのがその評価法でしょう．痛みの評価は ADL の改善という客観的なものもありますが，「痛くなくなった」とい

う主観的な指標は何より大切なので，その効果判定に悩むことがしばしばあります．たとえば「少しは楽になった気がする」「前より座っていられる時間が長くなったかな」といった曖昧な状態や，身体機能レベルに改善は見られるものの日によって差がある場合です．器質的要因の大きい頚部痛では，ある種のがん性疼痛ほどオピオイドが速やかに著効する例は少ないため，有効性の評価が難しいところです．

モルヒネの鎮痛作用に天井効果はなく，適切な投与量とは患者の痛みの消える量に値します．神経損傷の動物実験モデルにおいて，オピオイド量−反応曲線を右方に移動させることが示されており，神経因性疼痛や慢性疼痛では，鎮痛を得るのに大量のオピオイドが必要だという報告もあります[14, 15]．そこで注意しなければならないのが，慢性疼痛患者では薬物への依存性が高い傾向があり，その場合にはモルヒネによる鎮痛効果の判定はより複雑で，過量投与にも細心の注意が必要だということです[16]．

少量のオピオイドによく反応する症例では，長期にわたり安定した疼痛コントロールが得られる例が多くあります．一方で反応が鈍い場合は，投与量が少ないのか，それともオピオイドに反応しない種の痛みなのか，その判断もまた困難です．オピオイドが有効でない慢性疼痛患者にオピオイドを継続すると，投与量がどんどん増加し耐性や薬物依存などの問題が生じるため，無効例では速やかに投与を中止する決断が肝要です．

以上，慢性非がん性疼痛に対してオピオイドを使用するうえでの注意点について主に記しましたが，利点としては鎮痛効果が大きく副作用の対処方法が確立しているという点が挙げられます．NSAIDsや鎮痛補助薬，神経ブロックなど他の治療が無効な患者においてオピオイドは選択肢の1つに入れてよいでしょう．

これまで，モルヒネ，オキシコドン，フェンタニルが医療用麻薬としてがん性疼痛治療に様々な剤形で広く使用されてきましたが，非がん性疼痛に使用できるのはリン酸コデインと速放性のモルヒネ製剤のみでした．安定した除痛を得て長期にわたり疼痛コントロールを行うため，また副作用，個々の生理機能に応じた薬物療法を行うためにも徐放性製剤は必要です．そこで2010年，フェンタニル貼付剤（デュロテップMTパッチ®）の非がん性疼痛への適応が追加されました．他のオピオイ

表5.5 前方到達法と後方到達法の比較

|  | 前方到達法 | 後方到達法 |
| --- | --- | --- |
| 長所 | 脊髄・神経根の直接除圧<br>後頭筋群，靱帯，椎弓の損傷がない<br>出血量が少ない | 広範な除圧は可能<br>すべての頚椎症に可能 |
| 短所 | 広範な除圧は不可<br>将来的隣接椎間の異常発現の可能性 | 前方からの圧迫病変は普遍<br>後頭筋群，靱帯，椎弓の損傷<br>術後脊柱の変形の可能性 |

ド製剤から切り替えて使用しなくてはならない点は従来どおりであるためフェンタニル注やモルヒネ散にて初回投与を行わなくてはなりませんが，オピオイドに反応のよい疼痛に対しては非常に有用です．また，弱オピオイドであるトラマドール塩酸塩・アセトアミノフェン配合錠（トラムセット配合錠®），ブプレノルフィン経皮吸収型製剤（ノルスパンテープ®）の慢性疼痛への適応が2011年に許可され，慢性疼痛に対する薬物選択が増えています．

この調子で経口オピオイド徐放製剤の非がん性疼痛への適応拡大が望まれます．

## 5.4 手術療法

手術法は，アプローチから分類して前方到達と後方到達法に分けられています（表5.5）．

一般的に，後弯の強い場合やアライメントが崩れている場合，2, 3椎間障害までの短い固定範囲の除圧では前方除圧固定が優れ，前弯の強い老人や多椎間障害（4椎体以上）の患者には後方除圧が優れるとされていますが，施設によって，また術者によって適応が異なるのが現状です．Yonenobu[17]らは，多椎間障害の頚髄症の治療で前方除圧固定と椎弓形成術の成績を2年間のフォローアップで比較していますが，JOAスコアでは2つのグループ間には統計学的に有意な差はないと述べています．後方アプローチは，欧米では椎弓切除が多く行われていて椎弓形成術は限られた施設にとどまり技術的に十分成熟していないので，欧米での椎弓形成術はヒンジの落ち込みなどの合併症が多く，欧米での報告の結果が日本での一般論にあてはまるかは問題があると思われます．

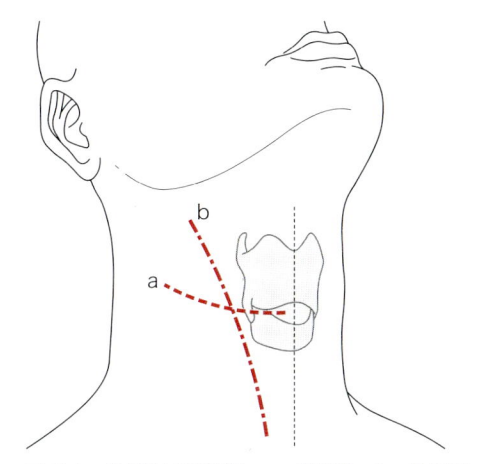

図5.4 前方除圧固定術．a：横切開，b：斜切開．

### 5.4.1 前方除圧固定術(図5.4)

　脊髄や神経根を圧迫する因子は前方に存在することが多く，発育性脊柱管狭窄がなくて2 (3) 椎間以内の病変に対しては前方法に利点があります．頸椎の前方から進入して椎間板や骨棘の除去を行い，その後，固定を行います．固定を行わない方法もありますが，椎間板を摘出し減圧しただけのものでは椎間腔の狭小化を招き，理論的にも実際においても長期経過中に神経症状の悪化を発生し易いことが明らかにされているので，現在では固定を行う方法が主流となっています．圧迫が椎間板や骨棘，そして骨化後縦靱帯による場合，前方法では直接に病変部を除去できるという利点があります．前方法の推奨の際のたとえ話ですが，「前方法では靴の中に入った石を直接取り除くが，後方法では靴の先端を切り取ることで足に動ける余裕はできるが靴の中に石は残ったままである」とも言われています．しかし，長期的にみると前方固定には隣接椎間への影響が少なからずあり，10年間の追跡で約1/4の患者に新たな症状が発生すると推計されています．また，前方プレートの併用によりfusion ratesが良くなると報告されていますが[18]，その場合，スクリューの脱転の可能性が否定できません．前方固定後には，これらのことを念頭に置いて注意深く追跡する必要があるでしょう．前方除圧固定には2種類あり，頸椎椎間板切除に固定術（anterior cervical discectomy and fusion: ACDF）を行う方法と，椎体亜全摘術に固定術（anterior cervical corpectomy and fusion: ACCF）を行う方法がありますが，手術アプローチはまったく同一です．

　展開に関しては，ルシュカ突起基部や椎間板の外側縁は椎体幅の指標となります．椎間板切除はメスを用いて線維輪を切開し，ヘルニア鉗子と鋭匙を併せて使うことで椎間板成分を後縦靱帯（posterior longitudinal ligament: PLL）のところまで完全に摘出します．もう1つの方法として，Penfieldのエレベーターを用いて個々の椎体の頭側面で横突起を確認する方法もあるようです．横突起と椎体の接合部は，椎体の外側骨皮質の壁の指標になり，椎骨動脈は，骨皮質のこの壁のちょうど外側

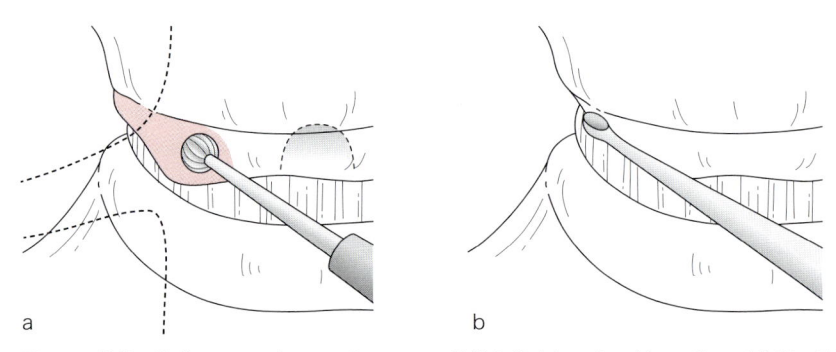

図5.5　骨棘の除去．a：ダイヤモンドバーにて骨棘を薄くなるまで削る．先に正中部に骨溝を作製すると（Midline Groove法），骨棘の深さがわかりやすくなる．b：鋭匙にて骨棘を除去する．

を通ります．これらの指標の確認が実際の椎体削開のガイドになり，それにより椎骨動脈損傷を避けることができます．エアドリルの使用には慎重を要し，もしバーが椎体前面の骨皮質から離れてぶれるようであれば，頸動脈や食道を損傷する可能性があります．椎体前面の骨皮質を除去してから，5 mm のエアトームを用いて骨削開を広く深く進め，バーの始動と停止はこの骨溝のなかで行い，周囲の軟部組織を損傷しないようにします．回転したままでのカッティングバーの引き上げは，食道損傷や血管損傷の危険があるので避けたほうがよいでしょう．椎体の後面の骨皮質が出るまで後方に削開を続け，海面骨からの出血は骨ろうで処置し，小さいバー（3 mm），ダイヤモンドバーを用いて後方骨皮質を薄くして骨棘を除去します．この時点で上位椎体の正中下端に 4 mm 程度の骨溝を作製しておくと，後の骨棘切除が容易になります（Midline Groove 法）．残った後方皮質の薄い部分は小さな曲がりの鋭匙や超音波骨メスを用いて骨を引き出すように除去します．ケリソンの使用も有効な場合があります（図 5.5）．

　骨削開の幅に関しては，脊髄の適切な除圧には最低でも 16 mm 幅の骨溝が必要であると言われていますが，著者は 20mm 幅を目標に削開しています．その際，20 mm 幅の骨ノミをあてがっておおよその計測に役立てています．あまり骨溝が小さいと脊髄や神経根の除圧不足となったり，術後血腫が発生したときに逃げ場がなくて麻痺が発生しやすくなってしまいます．椎間孔の除圧が必要な場合は椎間孔拡大術を除圧椎間板高位で行います．硬膜外の内椎骨静脈叢からの出血はバイポーラで止血できないので，ジェルフォルムかニューロシートで止血します．除圧が完了したら，腸骨または腓骨から採取した移植骨の挿入に移ります．移植骨は椎体削開部の頭側にはめ込み，移植骨の尾側端を打ち込み棒で打ち込みます．打ち込む際に，移植骨が脊椎管に落ち込まないようにコッフェルで移植骨を把持します．プレート（インストゥルメンテーション）を加えることで，移植骨の脱転の頻度を減少するかもしれませんが，スクリュー脱転等の合併症も報告されており注意は必要です．吸引ドレーンを置いて創を層別に閉じますが，この吸引ドレーンは血腫形成に続く脊髄，気道障害を予防するため術後 1～2 日留置します．術後のカラーの選択は，固定した椎間数，インストゥルメンテーションの有無などを考慮して，術者の判断によって決まります．また長時間に及ぶ多椎体の椎体削開術では，術後の浮腫や腫脹のための呼吸困難を最小限にとどめるために，1～2 日間患者を挿管したままにしていることを選ぶ施設もあります．

【頸椎前方多椎間板切除固定術（ACDF）vs 頸椎前方椎体削開術（ACCF）】
　多椎間に脊椎症のある患者の最適な前方手術方法については，議論の余地があります．ACCF は，変形（後弯あるいはすべり）あるいは不安定性があったり，圧迫が椎間に限局していない患者に適応になります．椎間高位のみに狭窄が多数ある場合は，多椎間 ACDF は便利な方法で，矯正損失が少ないため後弯の矯正にも有

効です．しかし，プレートを用いない場合には，椎間板数に応じて偽関節率は増加するという欠点があります．

　偽関節率は1椎間のACDFで5～10％，2椎間のACDFでは約15％です．1997年Emery[19]らは，自家腸骨移植で前方プレートを使用せずに3椎間のACDFを行った患者について，X線学的，臨床的治療成績を報告しましたが，3椎間すべてで骨癒合が得られたのは39.56％だけでした．このようなひどい骨癒合率の状況のなかで，前方インストゥルメンテーションが癒合率を上げるために使用されるようになってきています．一方，2つの骨癒合面に依存するACCF手術の骨癒合率は，ほぼ100％と報告されています．しかし，近年のプレートが使用されている場合との比較では，両者の骨癒合率に差は認められませんでした．あくまでも，除圧範囲に沿った手術方法が選ばれるのが適切であるという意見が一般的となっていると思います．

【骨移植の合併症】

　椎体削開術後の頚椎支柱の再建における移植材料の選択には，いろいろな考え方があります．自家骨は，骨癒合率は高いのですが移植骨採取に関連する付加的なリスクもあります．移植骨を採るためにもう1つ手術部位が加わり，感染のリスクが増え，特に腸骨稜の採骨部の合併症には，神経腫の形成，腸骨稜の骨折，美容上の変形，持続する疼痛があります．自家腓骨採取には，腓骨神経損傷，長母趾屈筋や長趾屈筋腱の拘縮，下肢深部静脈血栓症の進展，脛骨の疲労骨折や慢性足関節痛などの危険があります．Hilibrand[20]らは，自家腸骨稜あるいは自家腓骨を利用したACCFを受けた患者の93％に骨癒合が得られたと報告し，Emery[21]らは自家腓骨の支柱骨移植で97％の骨癒合率を報告しています．チタンケージのようなデバイスは椎体削骨部あるいは腸骨稜からの自家骨を詰めて，前方インストゥルメンテーションと組み合わせて用いられるようになっています．

【頚椎OPLLに対する前方除圧固定術】

　占拠率が50％を超える症例の後ろ向き研究では，前方除圧固定術のほうが椎弓形成術よりも安全性が高い結果であったという報告があります．日本での全国的な多施設調査では，後方除圧術後2年でのOPLL伸展発生頻度は56.5％であり，若年者（60歳未満）ほど伸展するリスクが高いと報告されています．混合型OPLLの症例で最も伸展率が高く，分節型で最も頻度が低いようです．10年を超える長期成績では，骨化巣の術後伸展は椎弓切除あるいは椎弓形成術を受けた症例の70～73％に観察されていますが，神経症状悪化に関連することは稀です．前方除圧固定術後のOPLL伸展は36～64％に見られ，後方除圧術よりは少ないという報告があります．しかし前方除圧術の問題は固定隣接椎間での再狭窄であり，Matsuoka[22]らは前方浮上術の8％で頚椎後方除圧術による再手術が必要になったと報告し

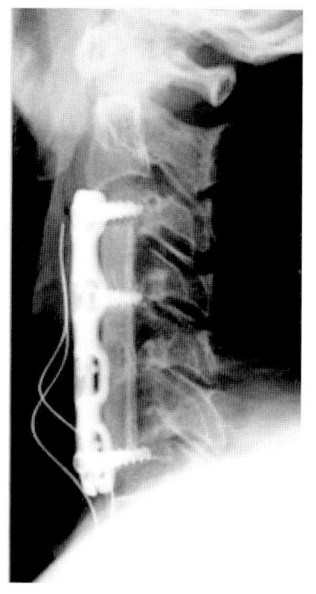

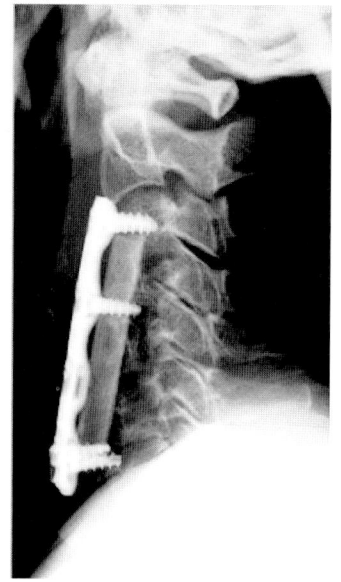

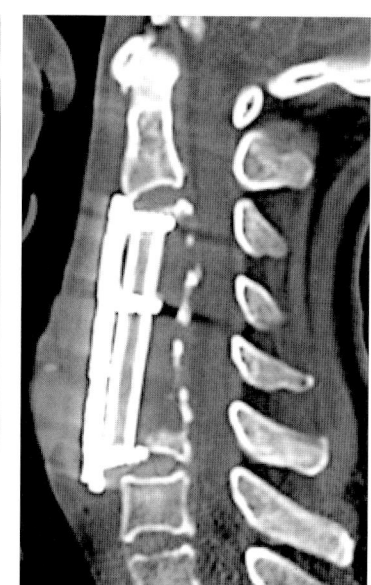

図 5.6　プレート・移植骨の脱転．

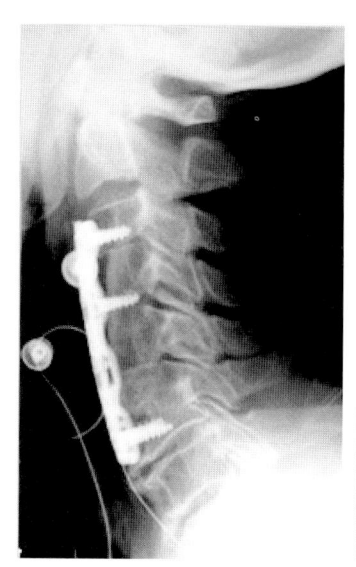

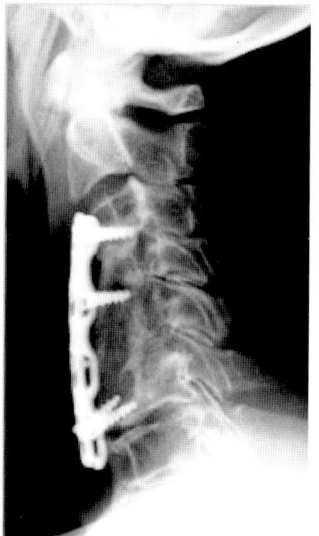

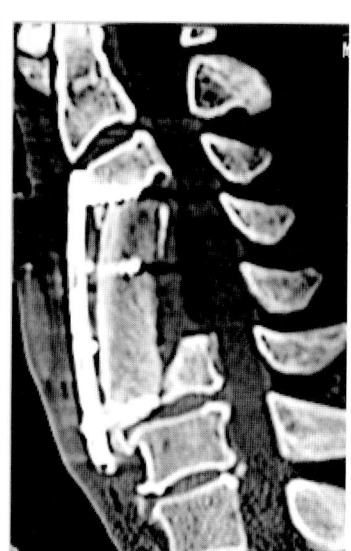

図 5.7　椎体骨折．

ています．対照的に椎弓形成術を受けた 64 名中で追加の頸椎手術が必要になったのは 1 例（2%）のみで，前方法の方が再手術率は高いと言えるでしょう．

　　OPLL の前方手術の展開は，十分な除圧を得るための横幅は広く取る必要があり，少なくとも 20 ～ 25 mm 必要です．椎体後壁皮質が出たら骨皮質と靭帯骨化巣はダイヤモンドバーでできるだけ均等に薄くしますが，椎体後壁皮質の外側部を穿破

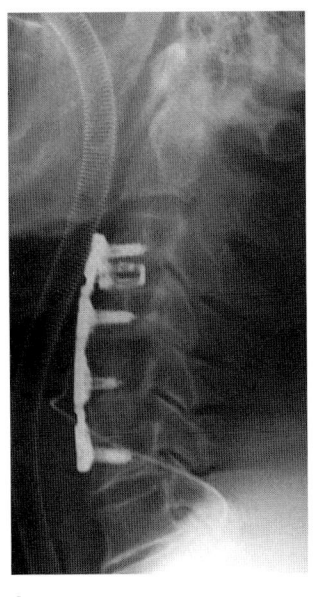

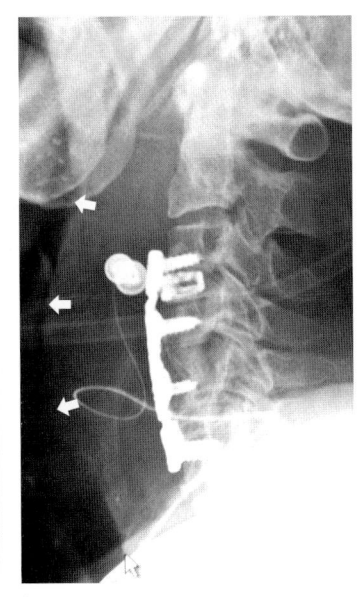

図 5.8　a：術直後，b：抜管後 2 時間．

して静脈叢を損傷しないよう十分な注意が必要です．骨化した靱帯組織と後壁を薄くしたら，頭側，尾側，外側縁で骨化組織椎体縁を切離します．辺縁が完全に切離できたら，切離された骨組織は少し動き始めますが，大きく削って遊離してしまうと周りが当たって浮上しにくくなりますので，完全切離する前に周囲をなるべく小さくしておいたほうがよいと思います．骨化部を切離した後に骨化巣の残りを削ると，シーソー現象が発生して麻痺の原因になるので，自然に前方に移動するに任せます．もし病変部を容易に切離できたなら骨化部の摘出は可能ですが，硬膜との癒着がある場合や硬膜が骨化している場合は摘出を避けたほうが無難です．前方からの髄液漏出は，頻度は低いものの縦隔水腫という大きな合併症に結びつく危険があります．[23,24]

■ Pitfall
i) プレート・移植骨の脱転（図 5.6）：75 歳，女性．$C_{3-6}$ ACCF を施行し，術後 1 ヵ月で前方プレートおよび移植骨の脱転を生じました．
ii) 椎体骨折（図 5.7）：70 歳，男性．$C_{3-6}$ ACCF を施行し，術後 4 ヵ月で $C_6$ 椎体の骨折を生じました．
iii) 気道狭窄（図 5.8）：76 歳，男性．$C_{3-6}$ Hybrid 前方除圧固定術を施行し術後直ちに抜管しましたが，その 2 時間後に血腫による気道狭窄のため緊急手術を要しました．

### 5.4.2 椎弓形成術

　以前は，頚髄症に対する後方アプローチによる術式選択は椎弓切除術のみで，術後頚椎の後弯変形や瘢痕形成（laminectomy membrane）のような欠点があり，術後神経症状の悪化が危惧されていました．平林[25]らによる片開き式椎弓拡大形成術や棘突起縦割式椎弓形成術が開発され，現在では種々の椎弓形成術がOPLLのみならず頚髄症に対しても実施されています．椎弓形成術が臨床的に椎弓切除術よりも優れていることを示す明らかなEBMはありませんが，椎弓形成術のほうが生体力学的にも臨床的にも椎弓切除術よりも有利であることを示唆する報告はあります．一般的に椎弓形成術の適応は，①発育性脊柱管狭窄（前後径13 mm未満）を合併した頚髄症，②前弯の強い，多椎間にわたる狭窄の存在，③後方要素の圧迫が強い場合とされています．重度の頚椎後弯は椎弓形成術のよい適応ではないと考えられていますが，私たちの経験では軽度の後弯であれば椎弓形成術の禁忌とはなりません．

　多椎間の頚椎症性神経根症や神経根症に脊髄症を合併している場合も椎弓形成術のよい適応です．椎間孔狭窄があるときには，椎弓形成術と同時に各高位にて後方椎間孔開放術を行うことができます．椎間孔の展開は椎弓形成術によって行いやすくなり，過度の椎間関節切除を行わない限り固定術は不要です．椎弓形成術では2つのメカニズムによって，脊髄圧迫が緩和されます．狭窄が前方病変に起因しているとき，椎弓形成術は間接的な除圧を提供します．間接的除圧により，脊柱管が拡大され脊髄は背側に移動して腹側の圧迫構造物から逃げることができます．一方，先天性狭窄や黄色靭帯肥厚のような状況においては，椎弓形成術の除圧効果はより直接的なものとなり，後方アーチが拡大されるので広範な脊髄除圧を達成することができます．

　術後の頚椎後弯化や軸性疼痛発生が問題とされ，その予防のために後方支持組

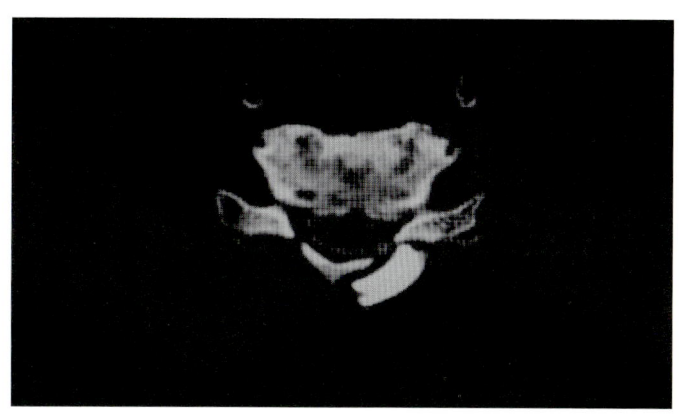

図5.9　スペーサー脱転．

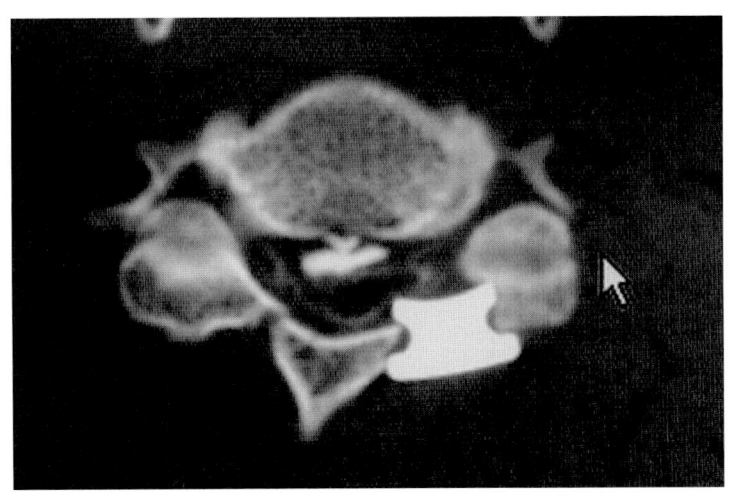

図 5.10 除圧不足.

織の温存が重要視されています.

■ Pitfall

i) スペーサー脱転（図5.9）：高齢者など，骨質が悪い場合はヒンジ側での骨折が発生しやすく，また骨癒合が遅いので，スペーサーが途中で脱転することがあり注意が必要です.
ii) 除圧不足（図5.10）：スペーサーのサイズが小さすぎたり骨溝の位置が内側すぎたりすると，除圧不足の原因となることがあります.

## 文　献

1) Nelson AG, et al: Proprioceptive neuromuscular facilitation versus weight training for enhancement of muscular strength and athletic performance. J Orthop Sports Phys Ther 7 (5) : 250-253, 1986.
2) 林 光俊 他：運動器リハビリテーションの現況と展望 Ⅲ．整形外科疾患と運動器リハビリテーション 頚部捻挫のリハビリテーション―スポーツ選手を主として―．関節外科　25 (6)：638-643, 2006.
3) Ulrike MH, et al: Neurophysiological reflex mechanisms' lack of contribution to the success of PNF stretches. J Sport Rehabil 18 (3) : 343-357, 2009.
4) 新井健一 他：慢性難治性疼痛の病態と臨床的アプローチ―集学的痛み治療センターの概要と将来展望．整・災外　52: 715-20, 2009.
5) 粕谷大智：物理療法（電気刺激）の鎮痛機序―知覚閾値と交感神経活動の変化を中心に―．生理学技術研究会報告　(28) : 66-69, 2006.
6) 岡本 洋 他：第4章 主要疾患 現況・病態・診断・治療 難治性重症心不全．別冊「医学のあゆみ」循環器疾患 state of arts Ver.2, 医歯薬出版，東京，pp613-616, 2001.
7) 小野直哉 他：相補・代替医療の基礎知識 相補・代替医療と医療経済．治療　89: 716-724, 2007.

8) Tindle HA, et al: Trends in use of complementary and alternative medicine by US adults: 1997-2002. Altern Ther Health Med 11 (1) : 42-49, 2005.

9) Orina Belton, PhD; Dara Byrne, MB; Dermot Kearney et al; Cyclooxygenase-1 and -2–Dependent Prostacyclin Formation in Patients With Atherosclerosis. Circulation. 2000; 102: 840.

10) K. Ranga Rama Krishnan, Randal D. France, Susan Pelton et al; Chronic pain and depression. I. Classification of depression in chronic low back pain patients. Pain. 1985 Jul; 22 (3) : 279-87.

11) Monks R: Psychotropic drugs; in Wall PD, Melzack R (eds) : Textbook of Pain, ed 3. Edinburgh, Churchill Livingstone, 1994, pp 963-989.

12) Yone K, Sakou T, Kawauchi Y ; The effect of Lipo prostaglandin E1 on cauda equina blood flow in patients with lumbar spinal canal stenosis: myeloscopic observation. Spinal Cord. 1999 Apr ; 37 (4) : 269-74.

13) Swainston Harrison T, Plosker GL.; Limaprost. Drugs. 2007; 67 (1) : 109-18; discussion 119-20. Links

14) Ossipov MH, Lopez Y, Nichols ML, Bian D, Porreca F.; The loss of antinociceptive efficacy of spinal morphine in rats with nerve ligation injury is prevented by reducing spinal afferent drive. Neurosci Lett. 1995 Oct 20; 199 (2) : 87-90. Links

15) Mao J, Price DD, Mayer DJ.; Experimental mononeuropathy reduces the antinociceptive effects of morphine: implications for common intracellular mechanisms involved in morphine tolerance and neuropathic pain. Pain. 1995 Jun; 61 (3) : 353-64. Links

16) Streltzer J, Johansen L.; Prescription drug dependence and evolving beliefs about chronic pain management. Am J Psychiatry. 2006 Apr ; 163 (4) : 594-8

17) Yonenobu K, Hosono H, Iwasaki M, et al: Laminoplasty versus subtotal corpectomy : A comparative study of results in multisegmental cervical spondylotic myelopathy. Spine 17: 1281-1284, 1992.

18) Wang JC, McDonough PW, Endow KK, Delamarter RB.; Increased Fusion Rates with Cervical Plating for Two-Level Anterior Cervical Discectomy and Fusion, Spine 25: 41, 2000.

19) Emery SE, Fisher RS, Bohlman HH: Three-level anterior cervical discectomy and fusion: Radiographic and clinical results. Spine 22: 2622-2625, 1997.

20) Hilibrand AS, Fye MA, Emery SE, et al: Increased rate of arthrodesis with strut grafting after multilevel anterior cervical decompression. Spine 27: 146-151, 2002.

21) Emery SE, Bohlman HH, Bolesta MJ, Jones PK: Anterior cervical decompression and arthrodesis for the treatment of cervical spondylotic myelopathy: Two to seventeen-year follow-up. J Bone Joint Surg Am 80: 941-951, 1998.

22) Matsuoka T, Yamaura I, Kurosa Y, et al: Long-term results of the anterior floating method for cervical myelopathy caused by ossification of the posterior longitudinal ligament. Spine 26: 241-248, 2001.

23) 小宮節朗（監訳）：The Spine 脊椎・脊髄外科, 金芳堂, 京都, 2009.

24) 星地亜都司：Critical Thinking 脊椎外科, 三輪書店, 東京, 2008.

25) Hirabayashi K, Miyakawa J, Satomi K, et al: Operative results and postoperative progression of ossification among patients with ossification of cervical posterior longitudinal ligament. Spine 6: 354-364, 1981.

# 6. 未来の治療展望

## 6.1 近未来の診断ツール

　MRIの登場は，これまでのX線画像をベースにした画像診断を画期的に進歩させましたが，その他の診断ツールも日々開発が進んでいます．その一部を紹介します．

### 6.1.1 fMRI

　fMRI（functional magnetic resonance imaging）は，脳や脊髄の活動に関連した血流や脱酸化ヘモグロビンの動態を，MRIを利用して視覚化するもので，神経活動が活発な部位を描出することができます．脊髄は脳に比べてvolumeが小さいため，現状では病変の細かな分析は困難ですが，空間分解能が向上すれば実用性が高まるものと期待されます．

### 6.1.2 FDG-PET

　FDG-PETは，グルコースにフッ素を標識したfluolodeoxy glucose（FDG）を核種としたpositron emission tomography（PET）で，身体各所のグルコース代謝量を可視化，定量化することが可能な画像診断ツールです．元々は糖代謝が亢進している悪性腫瘍の検索と悪性度の定量的評価に用いられてきましたが[1]，高分解能PETを用いることで脊髄のグルコース代謝も評価可能となってきています．神経組織の活動エネルギーはほとんどがグルコースの酸化代謝によってまかなわれており，頚椎症性脊髄症や後縦靱帯骨化症などの圧迫性頚髄症における重症度の評価や，神経機能の回復予測などに有用な情報が得られる可能性があります[2]．

### 6.1.3 超音波画像

　超音波画像は，脊椎手術における術中モニターとしての有用性が報告されていま

す．低侵襲で繰り返してスキャンできることに加え，リアルタイムに画像を得ることができるために実用性が高い評価法と言えます[3]．CT や MRI に比べて空間分解能が低いことが欠点でしたが，周波数を上げることで解像度は向上するため，最近では 3D 画像もリアルタイムに描出できるようになっています．また，ドップラー効果を利用して髄液や血液の流速を計測することも可能で，今後も様々な利用方法が考案されるものと期待されます．

### 6.1.4 電気生理学的診断の将来展望

脊椎手術の安全性の確保のために，術中の電気生理学的モニタリングが重要なことは誰もが認めるところです．SEP は設置と導出は容易ですが，感受性が劣るため，術中にあまり変化がなくて何とも頼りない印象を受けます．MEP は運動系のモニタリングとして有用ですが，術前の障害程度によって導出波の分析が困難なことも少なくありません．術中操作に集中し，なおかつモニタリングの煩わしさからも解放される電気生理学的診断が待ち遠しいところです．

## 6.2 未来の治療法

欧米では前方固定術に代わって，人工椎間板手術が広まりつつあります．固定術では必然的に頚椎本来が有している可動性を失うことになりますが，人工椎間板は運動器としての頚椎の機能を回復・維持させるというコンセプトで開発されており，短期成績ながら良好な臨床成績が次々と報告されています．これまでの固定術の経験から，単椎間や 2 椎間の固定で頚椎の運動機能に大きな損失はないと考えられますが，固定隣接椎間での障害（adjacent segment disease）の発生を減少させる点では，大きな期待が寄せられています．しかし，頚椎の motion unit の破綻は単に椎間板だけの問題ではなく，椎間関節や靱帯組織の変性も同時に進行していることを考慮すると，椎間板だけを置換することで長期的に機能を維持できるのかという不安は払拭できません．また，障害を受けた神経組織の回復には局所の安定が望ましいという従来の概念から考えると，可動性を残すことが神経機能回復にとって好ましくない環境を残すのではないかという懸念が残ります．さらに，四肢の人工関節での経験から revision 手術の困難さが予想され，特に脊髄や椎骨動脈など命に関わる組織が隣接する頚椎では，これらの不安要因を克服できる見込みがついてから使用を開始すべきと考えます．これらの問題点を踏まえて適応症例を慎重に選別すれば，将来標準的な治療法になる可能性が高いと予想されます．

一方で，固定術の成否の鍵は速やかな骨癒合にあると考えられ，骨癒合の成功率の向上や癒合までの期間短縮を目指すための研究も進んでいます[4]．骨折の治療や

脊椎固定術における骨形成を促進する成長因子として，かねてからbone morphogenetic protein（BMP）が注目を集めており，すでに欧米では臨床応用が始まっています．BMPにはいくつかのサブタイプがあることがわかっていますが，それぞれの有効性と安全性が両立できる濃度や量については宿主の条件や部位によってまちまちであると考えられ，今後これらの問題点が解決できれば膨大な需要が見込まれるマテリアルであると言えます．

さらに一歩進んだ領域として脚光を浴びているのは，再生治療の分野でしょう．頸椎に関しては，椎間板の再生と脊髄の再生が最も注目されています．椎間板再生については，自家骨髄間葉系幹細胞と腰椎髄核細胞を用いた細胞療法の臨床研究が始まっており，椎間板変性の抑止効果が期待されています．

これまでヒトの脊髄は再生しないのが常識とされてきました．ヒトにも内在性の神経幹細胞が存在しますが，脊髄損傷時にもニューロン新生は生じません．損傷時に生じる炎症反応で種々のサイトカインが放出されますが，これが神経再生を妨げてしまうのです．しかしラットを用いた実験では，この炎症期を過ぎた後に神経幹細胞を移植することで神経組織の再生が生じることが証明されています[5]．これを，複雑に分化したヒトの脊髄に応用するにはまだ時間がかかると予想されますが，これまで不可能とされてきた脊髄再生も夢ではない時代が近づいてきた感があります．ヒトの人工万能細胞（induced pluripotent stem cell: iPS cell）が注目を集めていますが，胎児組織を用いる必要がなくなることで倫理面の問題を克服できる期待が膨らみます．再生医療については開発競争が最も激しい分野の1つであり，ここ数年の動向には目が離せないと思われます．

医療用ナビゲーションシステムは手術中の患者位置と手術器具の位置関係をコンピューター画面上に表示し，手術の安全性と精度を向上させる目的で用いられています．術野を広範に展開しなくても解剖学的位置関係を把握できるため，最小侵襲手術にも利用されています．このようにコンピューター技術により支援される手術をコンピューター支援手術（computer assisted surgery: CAS）と呼びますが，システムの誤差に加えてヒューマンエラーも介入する余地があり，ナビゲーションシステムへの過度の依存は重大事故につながるおそれがあります．精度を高めるにはレジストレーションと呼ばれる画像位置の登録作業が必要となり，この作業に長時間を要することも少なくないため，現時点での有用性に疑問を唱える声も多く聞かれます．しかし，日々開発と改良が重ねられており，将来の外科的治療には欠かせない技術になると予想されます．

## 6.3　倫理的問題

未来の医療を考える際，避けて通れないのが倫理的問題でしょう．たとえば，脊

髄の再生医療は現在最も注目されているテーマの1つですが，神経幹細胞をいかに調達するかが問題となっています．胎児の脳には神経幹細胞が豊富に存在することがわかっていますが，これを利用した研究・医療を進めれば当然ながら倫理面の問題が浮上してきます．倫理面の議論では，医学的な論点の他に哲学や宗教的な視点からも論争されることが多く，世界的にコンセンサスを得ることはきわめて困難と予測されます．最低限のルールの設定は必要でしょうが，科学に携わる個々人の倫理観を向上させることが急務と思われます．どんなに素晴らしい研究も，人類の幸福につながる方向に用いられなければ何の意味もないことを，強く心に刻む必要があると考えます．

## 文　献

1) 伊藤りえ 他：FDG-PET による転移性骨腫瘍の原発巣診断．関節外科　27 (3)：62-67, 2008.
2) Uchida K, et al: Metabolic neuroimaging of the cervical spinal cord in patients with compression myelopathy: a high-resolution positron emission tomography study. J Neurosurg Spine 1: 72-79, 2004.
3) Mihara H, et al: Spinal cord morphology and dynamics during cervical laminoplasty: evaluation with intraoperative sonography. Spine 32 (21): 2306-2309, 2007.
4) 中村孝志：臨床医学の展望 2009　整形外科．日本医事新報 (4426)：72-78, 2009.
5) 岡野栄之：中枢神経系の再生医学，上智大学生命科学研究所紀要　23: 11-18, 2005.

# 索 引

## 記号

$\delta$線維 22

## A

ADI 8
anterior cervical colpectomy and fusion: ACCF 96, 97
anterior cervical discectomy and fusion: ACDF 96, 97
ascending neuron 20
athetoid cerebral palsy 67
atlanto-axial rotatory displacement: AARD 76, 77

## B

Betz型錐体細胞 21

## C

$C_{3/4}$脊髄固有ニューロン 24
cervical disc herniation: CDH 63
cervical kyphosis 74
cervical spondylotic myelopathy: CSM 66
cervical spondylotic radiculopathy: CSR 64
compound muscle action potential: CMAP 55
CT 51
C線維 22

## D

dermatome 43

## F

FDG-PET 105

## 

finger escape sign 37
finger grip-and-release test 38
fMRI 105

## H

Hoffmann反射 42

## J

Jackson test 36

## M

motor evoked potential: MEP 55, 57
motor nerve conduction velocity: MCV 55
motorneuron 20
MRI 51
myelopathy 62

## N

NSAIDs 86

## O

OPLL 68

## P

PCR法 74
posturography 58
propriospinal neuron 20
pyogenic spondylitis 73

## R

RA 73
radiculopathy 61

Rexed  20

## S

SAC  8
sensory nerve conduction velocity: SCV  55
somatosensory evoked potential: SEP  56
Spurling test  36

## T

torticollis  76
Trömner 反射  42

## W

Wartenberg 反射  42
White による基準  3

## X

X 線  50

## あ

アセトアミノフェン  88
アテトーゼ型脳性麻痺  67

## い

1 次弯曲  13

## う

運動単位  2
運動ニューロン  20
運動誘発電位  55

## お

オピオイド製剤  93

## か

介在ニューロン  20
外周面積  58
外傷性頸部症候群  78
回旋性変位  76
灰白質  19
下降性抑制系経路  23
荷重分担  2
化膿性脊椎炎  73
カラー療法  83
間欠性跛行  34
環軸椎回旋性変位  8, 77
関節リウマチ  73

## き

軌跡長（重心動揺軌跡距離）  58
棘上・棘間靱帯  5
棘突起  6
筋弛緩薬  89
筋性斜頚  76
筋電図  55
筋力  39

## く

屈筋群  8
首下がり  74
くも膜  25

## け

頸髄症性失調歩行  34
痙性歩行  33
頚椎アライメント  10
頚椎後縦靱帯骨化症  68
頚椎後弯症  74
頚椎症性神経根症  64
頚椎症性脊髄症  66
頚椎前方多椎間板切除固定術  97
頚椎前方椎体削開術  97

## こ

抗うつ薬  90
後角  20
抗痙攣薬  92
後根動脈  26
後索  20
後正中溝  19
後脊髄静脈  28
後脊髄動脈  26
鉤椎関節  3
抗不安薬  91
硬膜  25
交連細胞  24
骨シンチグラム  53

## さ

残余脊髄前後径  8

## し

失調性歩行 33
斜頚 76
重心動揺計 58
重心動揺図 58
手指巧緻性 36
手術療法 95
上位頚椎 7
上行路ニューロン 20
伸筋群 8
神経学的高位診断 44
神経根症 61
神経根造影 53
神経鞘腫 79
神経伝導速度 55
深部知覚 23

## す

髄核 2
錐体外路 22
錐体路 22

## せ

赤核脊髄路 22
脊髄円錐 19
脊髄固有ニューロン 23
脊髄症 62
脊髄造影 52
脊髄損傷 81
脊髄膜 25
線維輪 2
前外側脊髄静脈 28
前角 20
前屈位頚髄症 12
前・後縦靱帯 5
前根動脈 26
前索 20
前正中裂 19
前脊髄静脈 27
前脊髄動脈 26
前庭脊髄路 22
前皮質脊髄路 22
前方除圧固定術 96

## そ

側角 20

## た

外側皮質脊髄路 21

代替治療 85
体性感覚誘発電位 55
体性知覚誘発電位 56
単位面積軌跡長 58

## ち

超音波画像 105

## つ

椎間関節 4
椎間板 2
椎間板ヘルニア 63
椎弓形成術 101
椎体 1

## て

手の10秒テスト 38

## な

軟膜 25

## に

2次弯曲 13

## の

ノイロトロピン 93

## は

白質 19
薄束 20
パフォーマンス・テスト 48
反射 40

## ひ

皮膚髄節 43

## ふ

副腎皮質ホルモン製剤 88
プロスタグランジン製剤 93
ブロック 83

## ほ
補完・代替医療 85
保存療法 83

## ま
麻痺性歩行 34

## も
網様体脊髄路 22

## や
薬物療法 86

## り
理学療法 84
倫理的問題 107

## る
ルシュカ関節 4

## ろ
ロンベルグ率 59

**編　著**　　**遠藤 健司**（えんどう けんじ）

| | |
|---|---|
| 1962 年 | （昭和 37 年）10 月生まれ（東京） |
| 1988 年 | 東京医科大学卒業 |
| 1992 年 | 東京医科大学整形外科大学院修了 |
| 1992 年 | 米国ロックフェラー大学ポスドクとして留学，神経生理学を専攻 |
| 1995 年 | 東京医科大学霞ヶ浦病院整形外科医長 |
| 2004 年 | 東京医科大学整形外科医局長 |
| 2007 年 | 東京医科大学整形外科講師 |

役職：International Society for the Study of the Lumbar Spine（ISSLS）/ Active Member，日本腰痛学会評議員，日本運動器疼痛学会評議員

**三原 久範**（みはら ひさのり）

| | |
|---|---|
| 1962 年 | （昭和 37 年）8 月生まれ（滋賀） |
| 1987 年 | 滋賀医科大学医学部卒業 |
| 1989 年 | 横浜市立大学医学部整形外科入局 |
| 1997 〜 99 年 | 米国ウィスコンシン大学留学 |
| 2003 年 | 横浜南共済病院整形外科　脊椎脊髄外科部長 |

役職：Cervical Spine Research Society（USA）/ Corresponding Member，Cervical Spine Research Society Asia Pacific Section / Founding Member，日本脊椎脊髄病学会評議員，Journal of Spinal Disorders & Technique/Editorial Board Member

謹 告

本書籍に記載されている薬剤情報に関しては，著者・編集者・訳者ならびに出版社は正確を期するよう最善の努力を払っています．しかし，記載された内容があらゆる点において正確かつ完全であることを保証するものではありません．

薬剤をご使用になる際は，まず医薬品添付文書をご確認の上，最新情報を参照し，読者ご自身で十分な注意を払われるようお願いいたします．

丸善出版株式会社

---

頚椎診療のてびき

平成 24 年 3 月 10 日 発 行

編著者 遠藤健司／三原久範

編 集 シュプリンガー・ジャパン株式会社

発行者 池田和博

発行所 丸善出版株式会社
〒101-0051 東京都千代田区神田神保町二丁目17番
編集：電話(03)3512-3261／FAX(03)3512-3272
営業：電話(03)3512-3256／FAX(03)3512-3270
http://pub.maruzen.co.jp/

ⓒ Maruzen Publishing Co., Ltd., 2012
印刷・製本／日経印刷株式会社
ISBN 978-4-621-06495-5　C 3047　　　Printed in Japan

**JCOPY** 〈(社)出版者著作権管理機構 委託出版物〉
本書の無断複写は著作権法上での例外を除き禁じられています．複写される場合は，そのつど事前に，(社)出版者著作権管理機構（電話 03-3513-6969，FAX03-3513-6979，e-mail:info@jcopy.or.jp）の許諾を得てください．